图解口腔美学种植修复临床规范

数字化瓷美学修复技术规范

主 编 张雅蓉 高 静 谢 璐
总主编 于海洋

U0267246

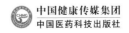

中国健康传媒集团
中国医药科技出版社

图书在版编目（CIP）数据

数字化瓷美学修复技术规范 / 张雅蓉，高静，谢璐主编 . — 北京：中国医药科技出版社，2024.1
（图解口腔美学种植修复临床规范）
ISBN 978-7-5214-4264-9

Ⅰ . ①数… Ⅱ . ①张… ②高… ③谢… Ⅲ . ①牙—美容术—图解 Ⅳ . ① R783-64

中国国家版本馆 CIP 数据核字（2023）第 207222 号

美术编辑 陈君杞
版式设计 也 在

出版	**中国健康传媒集团** | 中国医药科技出版社
地址	北京市海淀区文慧园北路甲 22 号
邮编	100082
电话	发行：010-62227427 邮购：010-62236938
网址	www.cmstp.com
规格	787×1092mm ¹/₃₂
印张	5
字数	95 千字
版次	2024 年 1 月第 1 版
印次	2024 年 1 月第 1 次印刷
印刷	三河市万龙印装有限公司
经销	全国各地新华书店
书号	ISBN 978-7-5214-4264-9
定价	49.00 元

获取新书信息、投稿、为图书纠错，请扫码联系我们。

内容提要

本书是《图解口腔美学种植修复临床规范》之一，从临床操作规范的角度出发，通过大量的真实病例图片，讲解了临床医生利用数字化技术进行更精准和更高效的口腔瓷全冠固定修复、瓷贴面修复、瓷嵌体粘接等一系列诊疗流程及关键技术要点，既可恢复患者的咬合功能，又使牙齿具有美学功能，进而提高患者的生活质量。本书编写权威，图片精美，专业实用，携带方便，主要供全国各级医疗机构口腔医生、修复工艺技师、口腔护士，以及口腔专业研究生、进修生参考使用。

丛书编委会

总 主 编　于海洋

编　　委　（以姓氏笔画为序）

王　剑　朱卓立　孙蔓琳　李丹雪

杨　扬　张雅蓉　范林莉　罗　天

岳　源　赵雨薇　郝　亮　高　静

高姗姗　董　博　谢　璐　楼雨欣

解晨阳　谭　震　熊　芳

本书编委会

主　编　张雅蓉　高　静　谢　璐

编　者（以姓氏笔画为序）

　　　　　孙蔓琳　张　呐　张雅蓉

　　　　　高　静　谢　璐　解晨阳

序

随着社会的进步和生活水平的持续提高，广大人民群众对美观和舒适度高的口腔美学种植修复的需求也不断提高。为了更好地服务人民的口腔健康，我们组织编写《图解口腔美学种植修复临床规范》口袋书，旨在帮助规范和提高基层口腔工作者的服务能力和水平。

作为口腔医学的热门领域，口腔美学种植修复新技术飞速发展。这也给医务工作者的临床工作提出了更高的要求。提高口腔医生整体素质，规范各级医疗机构医务人员执业行为已经成为业界和社会关注的热点。《图解口腔美学种植修复临床规范》口袋书的编写与出版旨在对口腔医生、修复工艺技师、口腔护士的医疗行为、制作设计、护理技术提出具体要求，在现有专业共识性认知的基础上，使日常口腔美学种植修复流程做到科学化、规范化、标准化。

本丛书为小分册、小部头，方便携带，易于查询；内容丰富，基本涵盖了口腔美学种植修复中的临床基本治疗规范及临床新技术，从各辅助工具如口腔放大镜、显微镜、口扫面扫、𬤊架及各类种植修复常见设备，到各类临床技术如美学修复预告、比色、虚拟种植、骨增量技术，再到常见的瓷美学修复如瓷贴面、瓷嵌体、瓷全冠的临床修复技术。

本丛书主要由近年来崭露头角的中青年临床业务骨干完成，他们传承了严谨认真、追求卓越的精神，从临床实践出发，聚焦基层临床适宜技术的推广，以科学性、可及性、指导性为主旨，来规范口腔美学种植修复的主要诊疗工作，方便全国各级医疗机构的口腔医务人员在临床实践中参考应用。

因学识所限，本丛书难免存在疏漏之处，真诚希望广大读者提出宝贵意见和建议，以便今后进一步修订完善。

最后感谢国家口腔医学中心、四川大学华西口腔修复国家临床重点专科师生对本套丛书的大力支持！

于海洋

2023 年 1 月

前　言

利用数字化技术不仅可以在临床口腔功能及美学分析的基础上三维设计瓷美学修复体，也可以辅助分析瓷修复体需要的预备深度。瓷修复体的制作是临床医学和技师一起创造出来的艺术品，既可恢复患者的咬合功能，又有美学性能。在临床操作中，口腔医生通过对患者的面型、牙列、口内情况的诊断，并完成对基牙的修整，为技师的牙冠设计和操作提供数据和操作空间。

数字化和微创是现如今临床口腔修复的研究热点，本书在传统修复的基础上，重点阐述数字化和微创操作在瓷美学修复中的应用。鉴于很多口腔医生的临床工作较为繁忙，本书尽量采用简洁、通俗易懂的描述方式让他们可以更容易更快地掌握操作流程，并且尽量结合临床实际情况，使本书更具有实用性。

本书对数字化瓷美学的修复技术的关键技术逐一进行了介绍，包括瓷全冠、瓷贴面、瓷嵌体修复技术，具有一定的理论基础和临床指导意义，可供口腔医学青年医师及口腔修复专业同行等参考。如果本书可以成为口腔医生学习数字化瓷美学修复和微创牙体预备的敲门砖，让更多的口腔医生了解学习到什么是数字化修复和微创牙体预备，我们会感到非常欣慰。

由于编写时间和水平所限，本书难免存在不足或疏漏之处，敬请广大读者和同道批评指正，以便进一步修订完善。

编　者

2023 年 11 月

目录

第一部分　数字化瓷全冠修复技术

第一章　牙体缺损的数字化瓷全冠修复

第二章　瓷全冠修复的术前数字化分析

第三部分　数字化瓷嵌体修复技术规范

第一章　瓷嵌体的定义及分类

第二章　牙体缺损的临床常见修复方式

第三章　数字化瓷嵌体的牙体预备与印模制作

第四章　瓷嵌体的试戴与粘接

第五章　瓷嵌体修复后可能并发的相关问题与处理

第一部分

数字化瓷全冠
修复技术

第一章

牙体缺损的数字化瓷全冠修复

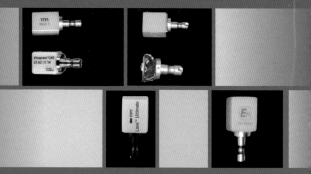

第一节 瓷全冠修复的适应证

瓷全冠具有颜色逼真、色泽自然、表面光滑、不易着色等美学优点，并且具有耐腐蚀性好、抗折力强、固位力好、生物相容性佳的材料特点，因此，瓷全冠基本可以替代原金属铸造全冠以及烤瓷全冠，陶瓷已成为口腔固定修复使用的主要材料。瓷全冠主要适应证如下所述。

1 大面积牙体缺损，不满足瓷贴面或美学树脂充填修复的条件。

2 牙髓失活，无髓牙变色、氟斑牙、四环素牙，前牙需要恢复美观的患者。

3 轻度的牙齿错位、扭转，且不太符合正畸适应证或不想正畸的患者。

4 对美学要求高的患者。

5 适用于对金属过敏的患者。

虽然瓷全冠的适应证广泛，但仍存在一些缺点。首先，正畸方面，针对治疗前需要进行全冠固定修复的患者，全瓷材料对于正畸托槽的粘接性能欠佳；其次，对牙体组织的切割量相对较大。但材料学在不断发展，陶瓷材料衍生出许多新型复合陶瓷材料，对于不同情况下的牙体缺损，每种材料都有自己的特性，适合不同情况下的牙体缺损，因此口腔医生对于材料的选择越发严谨。

第二节 CAD/CAM 技术在数字化瓷全冠中的应用

计算机辅助设计和制作（CAD/CAM）是一类辅助工程产品设计和铸造的计算机应用技术，鉴于其良好的精确性和高效性，已广泛应用于口腔医学领域。在口腔固定修复治疗中，CAD/CAM 的使用可改善传统制作修复体费时费力的特点，并且结合前期完整的数字化数据收集，CAD/CAM 制作的瓷全冠还可提高𬌗位关系的准确性和边缘密合性。

一、CAD/CAM 系统的组成与工作机制

CAD/CAM 系统包含三个部分：口腔数字化扫描设备，数字化 CAD 软件以及数字化 CAM 设备，分别用于完成口腔三维数据采集、义齿数字化设计和义齿数字化制造。目前常用于口腔加工厂修复体的集中生产和椅

旁即刻修复，主要制作瓷全冠修复体的材料包括玻璃陶瓷、树脂复合陶瓷和氧化锆陶瓷。

CAD/CAM 系统的工作机制是在数字化工艺流程中作为数据输入环节，主要借助三维扫描技术将牙列模型、殆位关系和面部形态等转换为计算机中数字化三维模型，有助于后期进行数字化设计和输出。根据技术原理分为三类：接触式扫描技术、光学扫描技术和影像学扫描技术等。根据应用模式分为四类：口内扫描技术、牙颌模型扫描技术、颜面部扫描技术和体扫描技术。

二、椅旁 CAD/CAM 技术的临床应用与发展

椅旁数字化操作相较于传统修复体的制作方式，简化操作流程，减少患者就诊次数，并且所获得的修复体精确度更高，临床修复效果更佳。技师也可同口腔医生、患者同时面对面交流，更有助于制作出患者满意的修复体。目前适用于椅旁 CAD/CAM 切削的材料主要包括玻璃基陶瓷、树脂基陶瓷和氧化锆，但氧化锆在完成切削后上釉时间较长，椅旁 CAD/CAM 技术选择氧化锆材料的情况目前相对较少。

第三节 常用 CAD/CAM 陶瓷修复材料的特点

瓷全冠固定修复治疗的成功不仅取决于优秀的临床

技术和精准的修复制作工艺，陶瓷材料的选择也是必要条件之一。合适的修复材料对于口腔固定修复体能够长久、良好地使用至关重要。陶瓷是当代口腔固定修复的主流材料，具有生物相容性好、色泽通透性好、绝缘性好、机械性能好及耐腐蚀等优点，并且相较于传统金属基底烤瓷冠修复体，可避免牙龈金属着色的问题出现。现如今，瓷全冠通常采用 CAD/CAM 加工技术制作最终修复体。随着口腔修复材料的发展日新月异，临床医生针对不同程度的牙体缺损、不同牙位的缺损以及不同的修复方式等，会选择合适的修复材料。而陶瓷材料，已不再局限单一的陶瓷材料，出现了很多新型复合材料，目前临床上常用的全瓷修复材料主要有三类：玻璃陶瓷、氧化锆陶瓷以及复合树脂陶瓷。

一、玻璃陶瓷

玻璃陶瓷是经过一系列高温熔化、成形、热处理而制成的一类晶相与玻璃相结合的复合材料，是玻璃在催化剂或晶核形成剂的作用下结晶而成的多晶新型硅酸盐材料，玻璃相的存在可提高陶瓷的粘接性能和美学性能。主要分为两大类：传统玻璃陶瓷和加强型玻璃陶瓷。传统玻璃陶瓷以长石质陶瓷和白榴石玻璃陶瓷常见，加强型陶瓷以二硅酸锂玻璃陶瓷和琥珀瓷常见。不同的材料机械性能有所不同，适用于不同牙位的不同修复方式（图 1-1-1）。

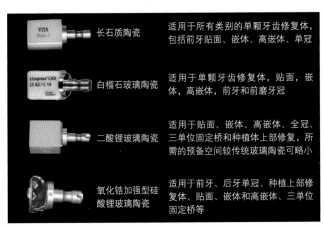

	长石质陶瓷	适用于所有类别的单颗牙齿修复体，包括前牙贴面、嵌体、高嵌体、单冠
	白榴石玻璃陶瓷	适用于单颗牙齿修复体，贴面，嵌体，高嵌体，前牙和前磨牙冠
	二酸锂玻璃陶瓷	适用于贴面、嵌体、高嵌体、全冠、三单位固定桥和种植体上部修复，所需的预备空间较传统玻璃陶瓷可略小
	氧化锆加强型硅酸锂玻璃陶瓷	适用于前牙、后牙单冠、种植上部修复体、贴面、嵌体和高嵌体、三单位固定桥等

图 1-1-1　不同种类的玻璃陶瓷口腔修复材料

二、氧化锆陶瓷

氧化锆陶瓷是一种多晶陶瓷，另含氧化钇、氧化铅、氧化铝及氧化硅等成分。经过高温烧结后，形成稳定的氧化锆四方晶相，具有稳定的化学性能，以及良好的抗弯强度、韧性及耐磨性等机械性能，最终通过CAD/CAM 技术加工形成固定修复体。好的生物相容性使氧化锆陶瓷在口腔领域应用范围广泛，除了用于制作单冠或多个桥体，还包括桩、核、种植体基台和正畸托槽等。氧化锆的主要缺点之一是透光性差，较少应用于前牙美学要求高的修复体，但随着材料学的发展，近年来出现了高透、超透氧化锆材料，很大程度上解决了氧化锆透光性差这一问题。

三、复合树脂陶瓷

复合树脂陶瓷是由有机树脂基质和陶瓷成分的填料聚合而成，结合二者的优势，同时具有陶瓷材料的机械强度和树脂材料的高韧性，并且可以达到玻璃陶瓷的美学效果。常见的有树脂渗透陶瓷和纳米树脂陶瓷（图1-1-2）。树脂渗透陶瓷又称"弹性瓷"，机械性能接近天然牙本质，适用于制作嵌体、高嵌体、后牙贴面以及种植上部修复。而临床上常用的3M LAVA修复材料属于纳米树脂陶瓷，其具有良好的切削性能和高韧性，最薄可达到0.2~0.5mm，且有利于应力分布，减少裂纹、折裂等情况的出现，可用于制作贴面、嵌体和前后牙全冠。

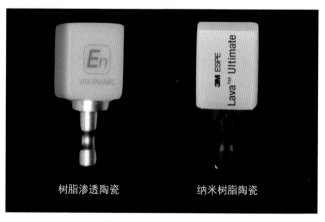

树脂渗透陶瓷　　　　纳米树脂陶瓷

图 1-1-2　复合树脂陶瓷

随着材料科学的发展进步，越来越多的复合新型材料可用于 CAD/CAM 技术加工制作，并应用于临床，这些材料针对不同的修复体类型和牙位有各自特有的优点和适用范围，是保障患者长久和良好使用修复体的基础之一。

第二章

瓷全冠修复的术前数字化分析

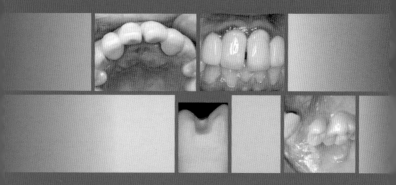

第一节　基牙数字化影像学检查

在口腔疾病诊疗工作中，口腔医生通过清晰、精准的数字化影像检查结果为患者确定下一步治疗方案具有正向作用。数字化口腔影像技术常见的包括 X 线数字化牙片、数字化全景片、CBCT、数字化螺旋 CT 多平面重建技术，以及现在常见的口腔扫描技术。不同的影像学检查，重点检查的角度有所区别，口腔修复医生应针对患者牙体缺损的临床表现选择合适的影像检查手段，其有助于修复方案的制定。

1. X 线数字化牙片

X 线数字化牙片是诊断口腔疾病的基础影像检测手段之一，重点反映患牙的牙根尖周组织、牙本质、牙髓腔和牙周膜，对于诊断龋坏、牙周疾病以及根尖周炎等疾病时具有重要的指导意义。相较于传统牙片，数字化牙片的辐射剂量更小，结合软件的加工处理，可增强局部，减少干扰，以得到更多诊断信息。口腔医生可根据患者牙体缺损的 X 线牙片初步判断剩余牙釉质、牙本质的量，防止牙体预备中损伤牙髓腔。但数字化 X 线片仍存在许多不足，对于口底浅，口内需观察多颗缺失牙，或阻生牙周围牙槽骨、神经等情况，较不适用。

2. 数字化全景片（曲面断层摄影）

数字化全景片主要是获取全口牙周组织和相邻结

构的解剖特征，用以了解口内牙列及牙槽骨的整体情况，对牙周相关疾病的诊断有重要意义。数字化口腔全景片具体可观察牙齿数量、牙齿发育情况、冠根发育状态、阻生牙及周围牙槽骨和神经的位置等。相较于X线片的"局部"观察，全景片更倾向于"整体"，因此二者在临床中的应用也有所区别，数字化全景片更应应用于多颗牙牙体缺损或牙列缺损的整体初步观察中，临床应用价值突出，对疾病诊断和治疗计划的制定有重要意义。

3. CBCT（锥形束CT）

CBCT具有转换效率高、辐射剂量低、占地空间小、操作灵活的特点，可以冠状位、矢状位和水平位显示正常组织结构和病变组织，避免二维影像上图像重叠的缺点。针对牙体缺损的情况，相较于数字化X线牙片和全景片，CBCT可发现重叠或无法查到的病灶，例如冠根折裂影像、根尖周炎等，防止患牙在未完全清除病灶的情况下进行冠修复。对于剩余牙体硬组织少的活髓牙或二次修复的患者，CBCT的检查也是必要的。除此之外，CBCT还广泛应用于颞下颌关节疾病的诊疗中，可观察到髁状突、关节凹以及关节结节等解剖结构。对于咬合有问题的患者，或需要通过固定修复恢复咬合关系的患者，需在确保颞颌关节无明显异常的情况下进行最终固定修复治疗。对于一些复杂病例或二维片子无法清楚显示牙体结构的情况，CBCT的检查也是必要的。

4. 数字化螺旋 CT 多平面重建技术

近年数字化螺旋 CT 多平面重建技术开始广泛应用于口腔临床诊疗中，其扫描速度快，图像分辨率高，数据测量精准，组织结构清晰，可将患者上下颌骨、牙槽、牙体、下颌神经管和有关软组织结构完整呈现，但多用于颌骨、软组织的检查，鲜少应用于牙体牙髓及根尖周方面的检查。

5. 数字化口内扫描

数字化口内扫描是指口腔 3D 扫描技术，在口腔牙列数据采集方面具有高效、快捷、精确、简便等特点，对于患者而言，相比传统的印模材料，口内舒适感更强。在数字化口腔修复中，口扫数据更有利于后续的分析设计。口扫快速采集口内牙体组织的三维信息，在短时间的操作中获得分辨率高的口腔牙列信息和咬合关系，以及对于牙体预备后的肩台等微细节的相关信息均可完整记录。将收集到的数字化信息发送给技师，即可开始制作修复体，这一过程避免了传统印模在运输过程中变形等问题的出现，但目前对于软组织的记录精确性欠佳，鲜少应用于活动义齿修复。

对于不同的牙体缺损情况需要行瓷全冠固定修复的患者，口腔医生应当选择合适的数字化影像检查内容及口内信息采集方式，这样才有助于快速精准地判断患者的口内情况，制定合适的修复方案，是达到理想最终修复效果的良好开始。

全瓷修复体在前牙美学修复方面有很大的优势，具有自然、美观、逼真的效果，不同的陶瓷材料得到不同的美学效果。针对前牙美学修复患者情况，临床上最主要的操作步骤之一是美学修复设计。在最开始做好美学修复设计，才能在治疗中有目标地进行操作，并且有助于同患者的交流。

传统的美学设计方式是给初诊患者使用印模材料制取研究模型，并记录咬合关系，必要时需使用面弓记录𬌗位关系，将石膏模型送去技师进行美观蜡型的设计。牙齿在口内的美学性能不仅仅是独立的牙齿个体，还需要口内和面部达到协调统一，而传统美学设计的弊端是技师无法知晓患者长相，修复体形态设计较统一，无法进行个性化设计，但是数字化数据的采集和设计可以解决该方面问题。

针对做美学修复的患者，初诊时，口腔医生首先利用拍照获取患者的面部情况、笑线以及口内牙列情况（图 1-2-1~ 图 1-2-3），再通过口扫技术记录口内牙体组织结构、牙列情况以及咬合关系，该口扫数据则为患者的数字化研究模型，替代传统的石膏研究模型。口腔医生将拍照获取的面部信息及口内情况进行分析，评估患者的面型、笑线、上前牙切端位置等，初步确定患者

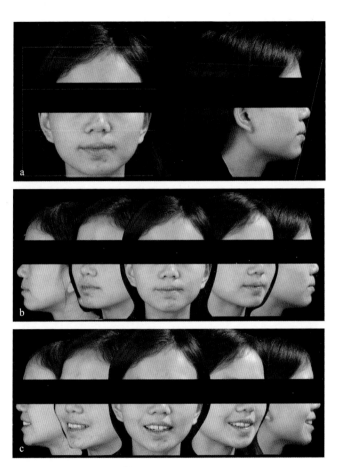

图 1-2-1　面型分析

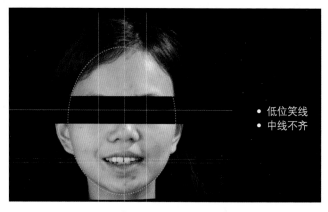

图 1-2-2　笑线分析

的修复方案。

　　将口扫得到的数字化信息交给技师，并同技师结合患者的照片信息进行交流分析，技师通过美学设计得到患者的最终牙冠比例，再通过 Exocad 进行牙冠设计，结合对于基牙的分析，再将最终的修复效果数字化模型通过 3D 打印技术获得，即数字化美观蜡型。在临床上，口腔医生将数字化美观蜡型的牙冠形态通过 mock-up 技术在患者口内进行模拟，使患者获得最直观的修复后效果。这种初步诊断流程相较于传统的美学设计，数字化流程更为简便、快捷，且避免印模材料给患者口内带来的不适感，防止模型的变形。最重要的一点是，传统的美观蜡型多为技师手工操作，最终的修复体形态与美观蜡型的形态存在一定偏差。然而数字化修复技术，是在患者满意后，根据修复空间的计算，口腔医生完成基牙

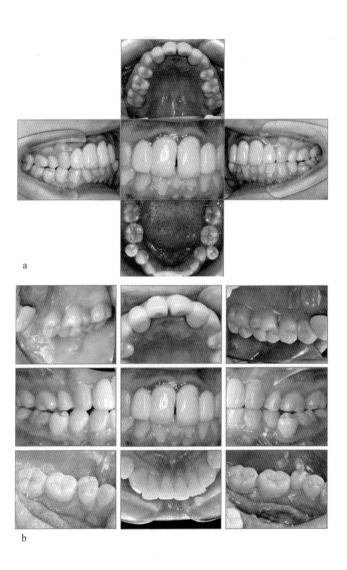

图 1-2-3 口内照片

牙体预备，技师将数字化美观蜡型的数据整合后通过 CAD/CAM 切削得到最终的一致的全瓷冠形态。对于多颗前牙需要进行冠修复或前牙咬合关系异常的患者，必要时需要进行语音记录和咬合分析。

在以上数字化影像记录的同时，还应当完善 X 线片或 CBCT 检查，评估剩余牙体硬组织量与最终修复体的空间关系。如今，口腔修复理念更多的是微创和减少牙体损伤，在前期评估分析中，可通过空间分析，尽量减少牙体组织的磨除。对于基牙活髓牙患者，剩余牙体组织少或二次修复的情况，建议通过分析 CBCT 影像数据，初步获得磨除牙体组织的空间范围。

因此对于前牙美学修复患者，牙体预备前的美学分析与设计是必需的。有目标地进行临床操作，才能尽量得到口腔医生希望的修复效果。

第三节 咬合因素的数字化分析

部分颞下颌关节疾病患者伴有牙齿磨耗，牙体缺损而导致咬合关系异常的情况，需要通过活动或固定修复恢复正常的牙列关系。传统方式是通过印模材料取模、𬌗架以及咬合记录进行咬合诊断与分析，但新的数字化方式改善了传统方式操作流程多的弊端以及患者的不适感。

在咬合分析中最主要的环节有四个：确定下𬌗位

置，确定垂直距离，确定殆平面，以及确定引导与咬合关系。在确定下殆位置中，电子面弓是数字化咬合分析的常用设备，可转移特定参考平面的殆位关系，并记录个性化下颌运动轨迹，最终通过数据分析技术，确定正中殆位。

在垂直距离方面，传统方法包括面部观察法、旧义齿法或对照往日面相照的方法，目前数字化的方式可考虑通过将大数据预测与投影侧位片相结合的方式，但同期需结合临床的综合判断。

确定殆平面，主要包括涉及前牙切缘和后牙咬合面的 Spee 曲线和 Wilson 曲线。口腔医生可通过虚拟殆架确定患者的殆平面是否存在异常，结合电子面弓获得的个性化参数，对 Spee 曲线和 Wilson 曲线进行设计分析。

最后利用口扫技术记录牙列的正中咬合位置，以及下颌进行功能运动时的前伸咬合和侧方咬合。对于前牙美学固定修复，需同时配合面扫记录面部信息，有助于进行美学设计。

第四节 牙体预备的数字化测量

对基牙预备量进行数字化测量可尽量减少牙体组织的预备量，对于活髓牙，防止过多的牙体预备刺激牙髓炎。对于牙体预备进行数字化测量后，可通过 TRS （target restoration space）导板将测量数值应用于临床操作中。对于初诊患者完成以上美学与咬合因素的分析后，将最终修复体设计的文件同患者初始数字化研究模型拟合，即可得到不同部位预备量。对于需较多磨除的部位，应结合 CBCT 影像数据进行分析，防止过多磨除牙体组织伤及牙髓。结合以上数据进行牙体预备 TRS 导板不等深设计，利用定深孔，明确牙体预备量，替代传统的定深沟。技师收到口扫及面部信息相关数据后，将口扫得到的牙列信息作为数字化工作模型，在 Exocad 软件中进行设计最终修复体的数字化设计，同原始研究模型进行拟合后，使用 Exocad 中的横截面功能计算所需预备量，并结合 CBCT 影像数据评估磨除量是否会影响牙髓健康。在技师和临床医生确定该牙体磨除量后，与患者确定修复方案。使用 Exocad 牙周夹板模式设计导板主题，后用 Bluesky 添加车针和桩道，最后在 Materialise Magics 里进行布尔运算，最终通过 3D 打印技术将 TRS 备牙导板打印出来。之所以选择 TRS 备牙导板，是因为目前 CAD/CAM 对于瓷的切削精度可达0.1mm，远超于人眼所能辨别的精度水平。

第五节　CAD/CAM 陶瓷修复材料的选择

陶瓷具有良好的生物相容性、美学效果和优良的耐磨损、耐腐蚀性，目前用于制作 CAD/CAM 全瓷冠的材料主要包括玻璃陶瓷、树脂基地陶瓷以及氧化锆陶瓷。在第一章中已详细介绍三种常见的 CAD/CAM 陶瓷材料特性，本节主要讲解不同情况下对于陶瓷材料的选择要求。不同品牌下有不同的陶瓷类型，且具有各自的特点，适用于不同的修复情况。

1. 玻璃陶瓷

玻璃陶瓷具有理想的颜色和半透明度，并且具有良好的抗折性能和粘接性能，临床上常用于制作前牙固定修复体，可再现天然牙的半透明性，且不易附着菌斑。

1 二硅酸铝盐: VITA Mark II; VITA-Zahnfabrik。

2 白榴石增强微晶陶瓷: Ivoclar-Vivadent。

3 锂二矽酸盐陶瓷: Empress 2 和 IPS e.max Press; Ivoclar-Vivadent。

4 硅酸锂磷酸 / 微晶玻璃: VITA Suprinity; VITA-Zahnfabrik; Celtra, Celtra Duo, Dentsply-Sirona。

2. 树脂基底陶瓷

树脂基底陶瓷结合了传统陶瓷和复合树脂的优点，具有良好的美学性能和可切削性，并且加工后无需烧结和上釉，大大简化了椅旁操作的步骤，减少了修复体制作时间。

1 树脂复合材料: LAVA。

2 聚合物渗透陶瓷: VITA-Enamic; VITA-Zahnfabrik。

3. 氧化陶瓷

氧化陶瓷抗折强度好，适用范围广，但透明度欠佳。

1 氧化钇稳定氧化锆多晶（Y-TZP）: IPS e.max CAD IPSe.max ZirCAD。

2 单片氧化锆。

3 半透明氧化锆。

具体临床上选择材料的标准大致需要考虑以下四个方面。

①透明度：主要是指邻牙的透明度，对于透明度佳的前牙固定修复情况，通常可以采用玻璃陶瓷。

②亮度：对于透明度一般且亮度不够的患者，可考虑采用氧化锆进行修复。

③基牙颜色：变色严重的基牙，建议选择氧化锆材料，氧化锆材料的遮色能力优于玻璃陶瓷。

④修复空间：不同材料在切削制作成全冠时，牙冠的厚度均存在一个临界值，需根据所需的修复空间，选择对应的材料。

第三章
瓷全冠修复术的规范操作

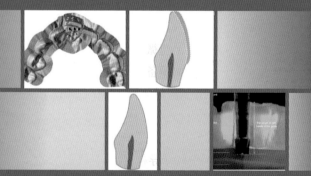

维护牙体预备后牙髓、牙周以及口颌系统功能的健康得到越来越多口腔修复医生的关注。在固定修复中，牙髓的保护主要是受牙釉质 – 牙本质复合体的厚度和剩余健康牙本质量的影响，因此少量牙体组织的磨除是保障牙体组织健康的重要措施之一。但同时，由于修复空间是一定的，冠修复体的厚度就必须降低，这也大大提高了对技师制作冠修复体技术的要求。

如何做到在修复空间中最少的牙体预备呢？"微创"是现在医学中各学科都提倡的观念，在口腔固定修复治疗中，做到"微创"主要采用放大镜或显微镜作为牙体预备时的辅助工具，即显微牙体预备。显微牙体预备主要是在显微镜视野进行微创、精细的牙体预备操作。传统的"自由手"牙体预备操作仍无法保障精准的牙体预备量，无法控制和测量牙齿预备量，并且边缘位置与形状也难以掌握，这种"无法预估牙体磨除量"的"自由手操作"情况在显微预备中同样存在，TRS（target restoration space）备牙导板的介入可以很好地解决这个问题。TRS 导板与显微镜结合的方式，就可基本做到按照修复设计尽可能少量磨除牙体硬组织。什么是 TRS？TRS 是指可以通过固定修复所需的最小空间，以实现美学和功能的修复治疗目标。TRS 分为内向修复间隙

（ITRS）、外向修复间隙（ETRS）和混合型靶向修复间隙（MTRS）（图1-3-1）。

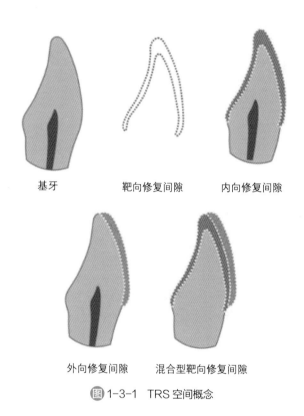

基牙　　　　靶向修复间隙　　　　内向修复间隙

外向修复间隙　　　混合型靶向修复间隙

图 1-3-1　TRS 空间概念

　　显微牙体预备的适应证同常规牙体预备适应证略有区别，显微牙体预备适应证主要有以下七个方面。

1 轻度和中度牙齿变色（例如四环素牙、氟斑牙），并且牙齿漂白效果不理想或未经漂白的牙齿。

2 轻度的牙齿畸形，釉质发育不全、过小牙、锥形牙等。

3 对于天然牙颜色不满意的患者。

4 前牙少量间隙或黑三角。

5 切缘小缺损。

6 前牙轻微扭转或异位的牙，并且不考虑正畸治疗。

7 对牙齿轮廓有改善需求的患者。

一、显微牙体预备的术前准备

初诊时，完成前期的口腔专科检查、影像学检查以及相关数据采集，还需进行全身系统以及心理健康评估，活髓牙患者应进行麻醉相关项目的评估。身体和心理健康无明显异常后，口腔医生和技师制定修复方案，设计最终全瓷冠形态，通过数字化修复效果展示以及口内 mock-up 模拟，向患者预告最终修复效果。特别需注意的是前牙美学修复，应根据患者的依从性、美学期望值、牙体缺损程度与开口度、TRS评估修复难度评级结果等制定修复治疗计划。牙体预备属于不可逆的损伤性操作，在进行最终牙体预备前，同患者确定最终的修复效果，患者满意后，签署知情同意书，准备相关操作器械。

二、显微备牙导板的数字化制作

显微牙体预备的意义在于提高牙体预备质量，减少牙体组织损伤。控制牙体组织预备量，不过多磨除牙体硬组织是保护牙髓的重要原则之一。患者在进行牙体预备前进行口腔专科及影像学检查，将收集的数字化数据整合后进行美学设计，并计算出牙体预备量，患者同意修复方案后，使用Exocad牙周夹板模式设计导板主题，后用Bluesky添加车针和桩道，最后在Materialise Magics里进行布尔运算，最终制作得到TRS备牙导板。之所以选择TRS备牙导板，目前CAD/CAM对于瓷的切削精度可达0.1mm，远超人眼所能辨别的精度水平，但是显微镜与TRS导板的使用，可以使口腔医生的操作达到同样的精度（图1-3-2）。

三、显微牙体预备的器械及药品准备

显微牙体预备常用器械：口镜、探针、注射器、修复显微镜、牙釉质凿、电动马达手机、排龈刀、排龈线/刀、车针、口腔显微镜数字影像系统（包括数字

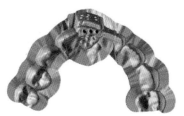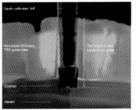

图 1-3-2 3D 打印 TRS 备牙导板

影像采集设备、播放设备和后期处理软件）、比色板、口腔扫描仪器、3D 打印的树脂 TRS 显微备牙导板。

四、比色

颜色是最终修复体的主要参数，是修复效果的体现，与天然牙"无限接近"是最佳的修复效果，完美地再现患者天然牙个性化的颜色，是做好固定修复的必要条件之一。因此，最好的比色时间是在进行牙体预备之前。

修复体最终的颜色效果取决于临床医生和技师两方面。在临床上，医生首先应根据患者的修复方案，确定修复材料，再根据相对应的修复材料类型甚至品牌，选择合适的比色板进行颜色比对，必要时可通过拍照记录。目前临床上，常用的比色板包括 VITA 3D-Master、VITA Classical 和 Linearguide 3D-Master。在制作方面，技师需要很好地接收医生的"比色信息"，结合前期采集的图像信息，包括牙齿颜色、牙龈颜色，即"白美学"和"红美学"，这样最终才可尽量达到"逼真"的效果。

比色主要包括三方面，即对比度、饱和度及明度，通常是以牙龈、邻牙、嘴唇及口腔软组织等结构构成临床比色背景，比色时需在自然光下进行。

比色以在自然光下进行为宜。比色时，用拉钩将嘴唇拉开，充分暴露牙齿，患者稍张口，将黑底板背景置于口内，排除其他颜色的干扰。注意不要长时间比色，会影响最终的颜色判断。VITA Classical 比色板的确定顺序依次是：色调、饱和度；VITA 3D-Master 比色板的顺序为明度、饱和度、色调；VITA Lineargude 3D-Master 的顺序为明度、饱和度、色调，比色时应遵照各比色板的特点按顺序进行。

五、显微牙体预备的操作要点

1. 前牙显微牙体预备

前牙美学修复是利用显微镜进行牙体预备最多的临床情况，最主要原因是视野佳，方便操作，以及前牙固定修复对美观的要求更高。

1 利用开口器撑开患者软组织，方便操作，对于下颌操作，建议利用橡皮障。

2 将备牙导板进行口内试戴，确保贴合且固位好。

3 利用定深车针，结合TRS备牙导板定深，再利用粗糙度和直径不同的车针进行牙体预备。

4 在显微镜下进行牙体预备，顺着定深孔的位置进行少量多次地磨除牙体组织。

5 按照修复空间设计完成牙体预备后，进行抛光。

6 试戴临时冠，调和，临时粘接剂粘接。

2. 前磨牙、磨牙微创牙体预备

由于大多显微镜牙科设备多为立式，对于牙体预备操作时观察的范围比较局限，大多在进行前牙的固定修复时使用。对于前磨牙和磨牙，口腔医生可考虑使用放大镜，虽然精度无法达到显微镜的精度，但仍然可以做到微创操作。具体操作同前牙显微牙体预备一致。

第二节　取模

一、工作印模的基本要求

取模前首先根据患者的牙龈厚薄，选择合适粗细的排龈线进行排龈，使肩台可以清晰地暴露出来，从而使印模边缘清晰，有助于修复体的制作。最终的印模肩台需清晰、完整、连续。

二、常用的印模方式

1. 藻酸盐印模

藻酸盐印模是制取传统印模时最常用的方式，其成本低，操作方便，放置时间短，但较易变形，并且难以得到牙齿解剖的精细细节，若模型制取后不能及时进行石膏的翻制，其收缩性会进一步加剧。因此在传统固定修复过程中，常应用于初始研究模型和非工作对颌模型的制取。

2. 聚醚印模

聚醚印模是制取全瓷冠修复体的传统印模方式，有成本低、操作方便、精度较高且不易变形的特点，并且相较于藻酸盐材料，其对牙体解剖结构的细节恢复较好；但缺点是印模制取时间较长，且由于材料的疏水性，对于取模时基牙的干燥度，特别是肩台、龈缘的位置，要求较高，若发生唾液或血液的污染，印模的精准度会降低。

3. 硅橡胶印模

硅橡胶印模也是疏水性材料且不易变形，相较于聚醚印模，硅橡胶印模精准度更高，但成本相对较高，印模制取时间同聚醚差不多。但硅橡胶取模过程较为复杂，通常采用二次取模方式，首先利用重体制取初印模，确定初印模可以复位后，再将轻体打入初印模中，进行二次取模，待 3~5 分钟后获得终印模。

4. 数字化印模

以上三种取模方式均属于传统方式，在印模制取过程中，会受到许多其他因素影响，例如口腔软组织、唾液或血液，很多患者对于印模材料有不适感，产生咽反射等反应，亦会妨碍模型的精准度；其次，在进行石膏翻制模型的过程中，也有可能产生气泡或过度修整代型等问题，导致最终全冠修复体边缘不密合甚至无法就位等情况出现，而数字化取模则可尽量避免以上问题。

通过口扫获得牙体解剖结构、牙列以及咬合关系，其优点：①简化操作流程，避免了石膏翻制以及后续模型扫描出现的问题，将数字化的数据快速传给技师，直接在软件上进行设计；②提高精确度，印模材料均存在变形的可能，但是数字化取模不存在模型变形的问题；③提高患者舒适度，印模材料在口内的舒适度欠佳，特别是咽反射重的患者更是如此，而数字化取模是通过扫描获得数据，无需在患者口内放入印模材料。大致的取模过程是，将口扫的扫描头放入患者口中，贴近扫描面，但未碰到牙体组织表面，根据提示顺着牙列方向分别扫描唇颊面以及𬌗面，对于预备后的基牙，同样需要保证周围肩台的清晰，吹干冠周的唾液及血液，最后扫描获得咬合关系。

数字化印模方式已成为越来越多口腔医生的选择，对于固定修复的适应范围较广，但对于活动修复数字化印模方式并不适用，应当根据患者的修复方式和需求选择合适的取模方式。

一、瓷全冠修复体的基本要求及流程

最终的瓷全冠修复体需具备足够的固位力，且牙体解剖外形正确，良好地恢复邻接关系及咬合关系，边缘与患牙密合，与肩台间无缝隙。试戴时，最终修复体就位顺利，固位力好，且色泽自然、美观，患者满意，邻接触点及咬合均合适，即可粘接。

二、常用粘接方式的特点及操作步骤

目前临床上常用的粘接剂主要是 3M 玻璃离子以及树脂粘接剂，二者的适应证不同，并且树脂粘接剂根据陶瓷材料的种类，在粘接时具有各自不同的粘接体系，只有按照对应的粘接原理，完成全部的粘接流程，全瓷冠才能达到最大的粘接效果。在进行以下粘接处理前，需做好基牙及修复体的消毒。

1. 3M 玻璃离子粘接剂

在瓷全冠修复中常用于活髓牙全瓷冠的粘接，具有生物相容性好、粘结性强、刺激性小的特点，并且其中含有氟可以防龋坏，是龋敏感性高患者的首选。由于其

pH 值在固化过程中降低可能导致部分患者在粘接后出现短时间的刺激性疼痛，一般可自行缓解。

2. 树脂粘接剂

树脂粘接剂与全瓷形成粘接力的原理主要是机械锁合、化学性结合以及物理性吸附和润湿作用。

对于玻璃陶瓷材料，处理步骤主要分为瓷表面处理和牙体表面处理。

（1）瓷表面处理

预处理：新鲜瓷表面易吸附气体与污物，导致材料表面性能降低，因此粘接前需通过表面处理去除吸附物，常用方法：① 50μm 氧化铝颗粒喷砂，粗化瓷表面，增加粗糙度；② 5%~9% 氢氟酸酸蚀瓷表面，可在含有硅酸盐的陶瓷表面形成四面体的氟硅酸盐，构成多孔结构，增加粘接面积。氧化铝瓷、氧化锆瓷属于非硅酸盐类陶瓷。氧化铝瓷表面预处理中仅适用于上述的喷砂处理。

涂布硅烷偶联剂：瓷表面预处理后，在硅酸盐类陶瓷粘接面涂布硅烷偶联剂，可与粘接面两侧的物质均发生化学结合，从而提高粘接强度。对于非硅酸盐类陶瓷（除二氧化锆陶瓷），可考虑增加二氧化硅涂层，进行粘接面的偶联结合。

需注意的是，二氧化锆陶瓷鲜少进行瓷表面处理，主要原因是喷砂、氢氟酸酸蚀以及涂布硅烷偶联剂等处理方式，并不能增加氧化锆的粘接强度。临床上粘接氧化锆全瓷冠时，多采用自固化树脂粘接剂，即可达到良好的粘接效果。

（2）牙体表面处理消毒后，对基牙粘接表面进行抛光，根据基牙是牙釉质及牙本质表面组织量，选择酸蚀剂，冲洗，去净酸蚀剂。进行隔湿，进行粘接处理，所有过程均要在干燥，不受唾液、血液污染的情况下操作。最后在已处理好的修复体内冠中注入适量的对应粘接体系的树脂粘接剂，戴入患者口中，就位后让患者自然咬合，确认就位情况，无异常后，在牙冠及对颌间放入一棉球，使用光固化等分次固化去除多余的粘接剂，待完全固化且去尽粘接剂后，让患者再一次咬合确认牙冠的情况。

第四节 瓷全冠修复的术后维护

一、戴牙后常见问题及处理

1. 疼痛

（1）戴牙后即刻疼痛：常见的是在试戴和粘接中出现酸痛，主要由于部分活髓牙在牙本质暴露后对于粘接剂有刺激性过敏反应，一般无须处理，几小时后疼痛感会消失；但不排除基牙本身存在龋坏的情况，若长时间疼痛感无法缓解，应拍摄 X 线片进行检查，必要时需拆除原修复体。

（2）戴牙一段时间后疼痛：常见的原因包括咬合

痛、冷热刺激痛以及自发痛等。咬合痛：咬合存在高点或根尖炎症均可导致咬合痛，因此患者就诊时，首先检查是否存在咬合高点，并拍摄 X 线片确定根尖周情况。一般在根尖无明显异常，仅为咬合高点问题的情况，在磨除高点后，咬合痛的问题可解决。若根尖存在异常，常见于活髓牙发生根尖周炎或根管治疗后根尖周炎复发等情况，需拆除原修复体后进行牙体牙髓治疗。除此之外，当患者无以上明显情况，但持续性自觉咬合痛时，应考虑是否发生了冠根折裂，由于 X 线片二维影像存在干扰，必要时需进行 CBCT 影像检查，应根据冠根折裂的位置决定治疗方案，判断是进行治疗或拔除患牙。

（3）冷热刺激痛以及自发痛：常见于急慢牙髓炎或根管治疗后牙髓炎复发，需拆除原修复体后进行相应牙体牙髓治疗。

（4）软组织痛：可能由于急性龈乳头炎、牙龈红肿等软组织病变，应注意检查牙周软组织情况、邻接触点、冠边缘以及牙冠形态等，若触点过松、边缘过长或牙冠唇颊面突度异常，均可导致牙龈病变，应及时拆除原修复体后重新制作；若牙周软组织发生病变，应及时处理，必要时考虑拆除原修复体进行相应治疗后重新制作修复体。

2. 牙龈炎 / 牙周炎

瓷全冠试戴时一定要保证边缘密合才可粘接，否则长期佩戴对牙体组织本身和牙周组织均有损伤。患者的清洁也是维护牙冠长久稳定使用的主要原因，因此在保证修复体制作良好的同时，应嘱咐患者注意口腔卫生清洁，防止牙龈炎、牙周炎的发生发展，预防远期出现牙龈萎缩、牙槽骨吸收等情况。

3. 崩瓷

主要由于材料本身的原因，或咬合力过大致修复体应力集中，因此在修复前全瓷材料的选择、试戴时咬合的调改以及后期患者勿啃食硬物的自身维护均至关重要。若发生崩瓷需拆除原全瓷冠，检查修整基牙后重新取模制作全瓷冠。

4. 松动脱落

首先判断是基牙松动或牙冠松动。若基牙发生松动，应判断松动度以及导致松动的原因。主要原因常见于牙槽骨吸收或冠根折，若出现松动度过大或冠根折位置较深等无法保留基牙的情况，应及时拔除患牙；牙冠松动脱落，常见于修复体及基牙两方面原因。修复体方面，多是由于粘接前对修复体内表面处理不当，或粘接后粘接剂固化不良，冠边缘与基牙不密合等。基牙方面，常见于粘接前基牙表面未按要求处理，或基牙本身条件欠佳已无法达到粘接条件，如龋坏、剩余牙体组织过少等。因此冠脱落时，首先检查牙冠的完整性以及基牙的情况，在均无明显异常的情况下，可重新复位后，消毒，粘接。若冠出现破损需重新制作；若基牙异常，应进行口腔检查，完善影像学检查后进行相应的治疗，在达到拔除患牙指征时，应建议患者及时拔除。

5. 其他

颞颌关节痛、咀嚼肌群痛，修复体、颞下颌关节以及咀嚼肌属于同一功能体系。当某方面出现问题，均可导致咬合功能体系异常，若出现颞下颌关节痛或咀嚼肌痛，首先应检查修复体本身的形态以及咬合等情况，其次应检查颞下颌关节，包括专科检查及影像检查，必要时应对咀嚼肌群进行电生理检测，明确病因后进行相应处理。

二、长期维护的注意事项

（1）口腔卫生：良好的口腔环境是维护冠修复体的基础，除正常的刷牙外，根据个人情况，可搭配使用牙线、牙缝刷以及冲牙器等。

（2）勿啃食硬物：陶瓷材料均具有一定脆性，且牙冠厚度存在临界值，若受到的应力过大，容易发生崩瓷等情况；完成根管治疗的牙，受到过大的应力，存在冠根折裂的风险。

（3）尽量减少吸烟：吸烟是牙周疾病的促进因素，因此，吸烟会加速冠周牙龈萎缩和牙槽骨吸收，并且会增加修复体表面烟渍的色素沉着。

（4）尽量减少色素重的食物：长时间食用颜色较深的食物，例如咖啡、茶等，易增加瓷表面的色素沉着，影响美观。

（5）其他：应注意尽量少食用黏性大的食物，其存在导致牙冠脱落的风险。

第二部分

数字化瓷贴面修复技术规范

第一章
数字化瓷贴面
修复概述

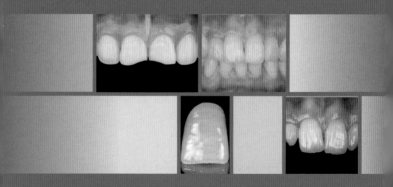

瓷贴面修复是采用酸蚀-树脂粘接技术，用瓷贴面修复体恢复牙体正常形态和色泽的修复技术。瓷贴面修复具有良好的美学效果、生物相容性和耐磨性能；瓷贴面修复的牙体预备主要限制在牙釉质内，能最大程度保存牙体组织，是一种微创的治疗方法。瓷贴面的制作工艺可分为耐火材料代型技术、热压铸造技术及数字化制作技术等。数字化瓷贴面修复是利用数字化技术，采集牙体表面图像数据，使用计算机设计并机械加工制作瓷贴面修复体的修复方法。

常用瓷贴面的材料包括长石质瓷、玻璃陶瓷、树脂陶瓷复合材料及氧化锆类陶瓷材料。其中，长石质瓷通常采用耐火代型技术，以粉浆涂塑的方式分层堆砌瓷层烧结而成，因此不适用于数字化瓷贴面修复。

1. 玻璃基质陶瓷材料

玻璃基质陶瓷材料是由基质玻璃在晶化热处理后得到的由晶相和玻璃相组成的多相固体材料，在瓷贴面修复材料中占有重要地位。玻璃陶瓷材料以二硅酸锂玻璃陶瓷、白榴石基玻璃陶瓷为代表。与长石质瓷相比，玻璃陶瓷具有良好的抗折断、抗弯曲强度等机械性能，其半透明性和折光率类似于天然牙釉质，也有与牙釉质相近的耐磨性能。但玻璃陶瓷贴面缺乏内部色彩层次，只能通过外染来获得颜色变化，颜色效果不如长石质瓷贴面（图2-1-1）。

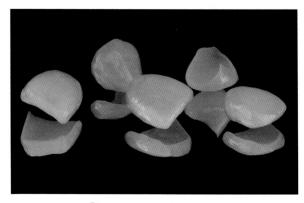

图 2-1-1　玻璃基质陶瓷材料

2. 树脂基质陶瓷材料

树脂基质陶瓷材料是结合复合树脂韧性和陶瓷强度的聚合物渗透陶瓷，由高分子聚合物网状结构和精细多孔长石质瓷相互交联、渗透形成。树脂基质陶瓷材料以弹性瓷为代表，具有良好的韧性。树脂基质陶瓷材料可进行高精度的切削制作，和其他类型的可切削陶瓷材料相比，修复体边缘完整性更出色，边缘的最薄厚度更小（图2-1-2）。

3. 氧化锆类陶瓷材料

氧化锆陶瓷由于其特有的应力诱导相变增韧效应，具有良好的韧性和机械强度。但因美学及粘接性能的限制，氧化锆陶瓷难以用于瓷贴面修复。近年来，随着氧化锆材料的改性，高透氧化锆和超高透氧化锆的美学效果可以满足常规美学修复的需求。另外，由玻璃陶瓷涂层和高透氧化锆组成氧化锆类陶瓷材料，也可改善瓷贴面的粘接性能，可用于氧化锆瓷贴面的制作（图2-1-3）。

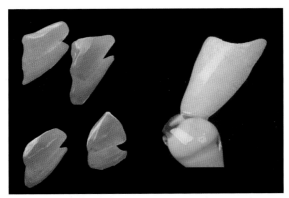

图 2-1-2　树脂基质陶瓷材料

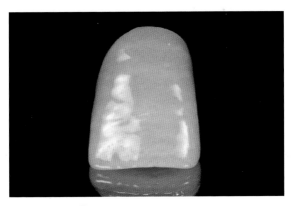

图 2-1-3　氧化锆类陶瓷材料

数字化瓷贴面修复常用于前牙美学修复，也可用于后牙咬合调整。临床医生在修复方式选择的过程中，应在患者全身状况、牙体牙髓及牙周健康的基础上，根据口腔牙体解剖形态、牙体缺损程度及咬合功能健康状况等情况进行决策。

一、瓷贴面的适应证

（1）牙体缺损：包括前牙切角、切缘缺损及大面积浅表缺损（图2-1-4）；后牙𬌗面磨耗致垂直距离降低。

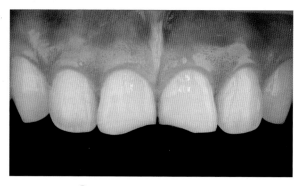

图 2-1-4　上颌中切牙切缘缺损

（2）染色牙与变色牙：牙体颜色异常，包括四环素染色牙、氟斑牙（图2-1-5）及死髓变色牙等。

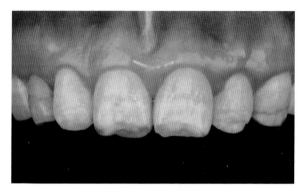

图 2-1-5　氟斑牙

（3）牙体形态异常：包括畸形牙、过小牙等（图2-1-6）。

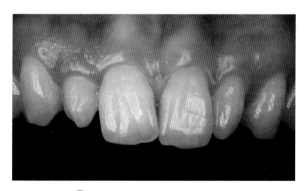

图 2-1-6　双侧上颌侧切牙过小牙

（4）牙体排列异常：包括扭转牙、牙间隙增大等（图 2-1-7）。

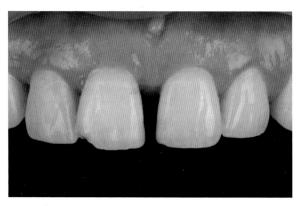

图 2-1-7　上颌中切牙的牙间隙增大及切角缺损

二、瓷贴面的禁忌证

（1）严重牙体缺损：牙体缺损程度过大，无法获得足够的釉质粘接面积。

（2）严重的颜色异常：基牙颜色和目标修复体颜色差异过大，通过瓷贴面无法遮盖基牙颜色。

（3）修复体空间严重异常：牙间隙过大或中线过度偏移；牙列拥挤且排列不齐导致修复空间不足。

（4）咬合关系异常：患者咬合关系紊乱，存在紧咬牙、夜磨牙等情况。

第三节 数字化瓷贴面修复的临床路径

数字化瓷贴面修复包括美学分析设计阶段、临床实施及随访阶段。

一、美学分析设计阶段

首先收集患者的照片、牙列模型、面部软组织模型及颌骨模型等资料，评估患者的心理状况及修复难度，并排除没有控制的牙体牙髓、牙周、关节等口颌系统疾病，以及严重的相关心理疾病等。

在口内标准美学照片或三维模型上行瓷贴面的美学设计，参考美学设计与数量关系测量，在术前模型上制作实体或虚拟的诊断蜡型，获得患者的知情同意。结合诊断蜡型，依据预备牙体的解剖特征进行预备设计，包括瓷层厚度设计，切端、邻面及龈端边缘的预备设计。结合诊断蜡型与原始牙模型，根据目标修复体空间分析的精度需求，设计合适的牙体预备定深导板（图2-1-8）。

二、临床实施及随访阶段

首先根据分析设计进行牙周、牙体牙髓等治疗，保证基牙牙周及牙体牙髓等健康。进一步在导板引导下行牙体预备，并获取预备体模型；在预备体模型上，根据蜡型设计修复体；修复体制作完成后进行修复体试戴，

49

检查修复体的边缘密合性、美观及功能，医患技对效果均满意后进行贴面粘接。

修复体粘接完成后，定期行复诊检查，分别对修复体、基牙牙体牙髓及牙周状况进行检查（图 2-1-9）。

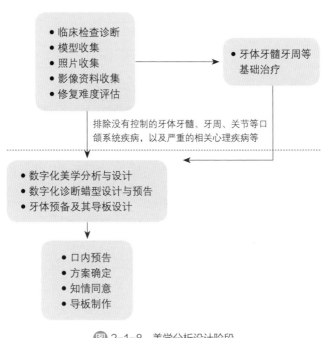

- 临床检查诊断
- 模型收集
- 照片收集
- 影像资料收集
- 修复难度评估

- 牙体牙髓牙周等基础治疗

排除没有控制的牙体牙髓、牙周、关节等口颌系统疾病，以及严重的相关心理疾病等

- 数字化美学分析与设计
- 数字化诊断蜡型设计与预告
- 牙体预备及其导板设计

- 口内预告
- 方案确定
- 知情同意
- 导板制作

图 2-1-8　美学分析设计阶段

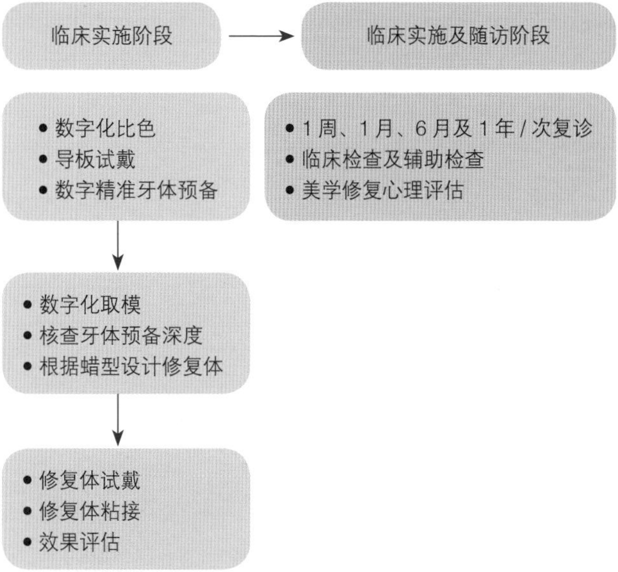

图 2-1-9　临床实施及随访阶段

第二章

瓷贴面修复的数字化分析与设计

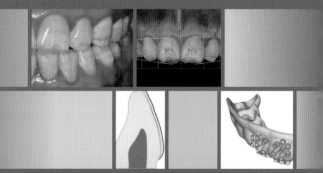

为了进行瓷贴面修复的分析设计，修复前应检查的项目包括口外及颞下颌关节区检查、口内及咬合关系检查及辅助检查；用这些指标建立的瓷贴面修复检查表，有助于医师和患者确定瓷贴面修复获得长期稳定的修复效果。

一、口外及颞下颌关节检查

（一）口外检查

口外检查包括检查面部比例关系和皮肤色泽质地检查。面部比例关系检查（图 2-2-1）包括检查面部外形是否对称；面部的垂直向比例是否协调；侧面型是否协调等。

（二）颞下颌关节检查

颞下颌关节区检查包括关节动度、双侧颞下颌关节区及咀嚼肌触诊、开口度及开口型检查。

根据口外及颞下颌检查标准表（表 2-2-1）进行检查。

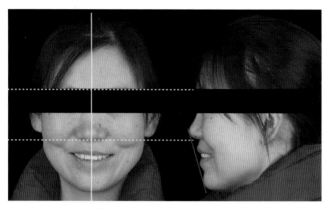

图 2-2-1　面部比例关系检查

黄色实线：中线；红色实线：鼻尖 - 颏部连线；黄色虚线：垂直向三等分线。

表 2-2-1　口外及颞下颌关节检查标准

口外检查		关节动度		触诊检查		下颌运动轨迹	
检查项目	标准	部位	标准	触诊部位	标准	检查项目	标准
面部对称	对称	弹响	无	关节囊外侧（静止、运动）	无疼痛	开口度	自己的三横指
垂直向比例	协调	疼痛	无	颞下颌韧带	无疼痛		
				颞肌	无疼痛		
侧面型	协调	杂音	无	咬肌	无疼痛	开口型	垂直向下
				翼内肌	无疼痛		
				翼外肌	无疼痛		

二、口内检查

1. 口内牙列检查

检查是否存在牙列缺损，口内牙齿排列是否有拥挤、扭转或宽间隙。

2. 口内牙体检查

检查是否存在牙体缺损，先对口内牙齿进行冷热诊，判断牙齿冷热诊为正常、敏感、迟钝或无反应。然后对牙齿进行探诊及叩诊，判断牙齿是否有探痛或叩痛。最后进行松动度检查，判断牙齿的松动度为无松动Ⅰ度、Ⅱ度、Ⅲ度或Ⅳ度（图2-2-2）。

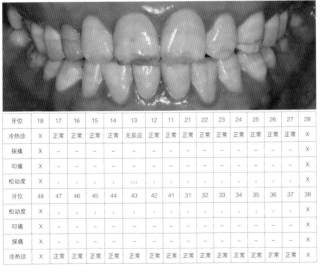

牙位	18	17	16	15	14	13	12	11	21	22	23	24	25	26	27	28
冷热诊	X	正常	正常	正常	正常	无反应	正常	正常	正常	正常	正常	正常	正常	正常	正常	X
探痛	X	−	−	−	−	−	−	−	−	−	−	−	−	−	−	X
叩痛	X	−	−	−	−	−	−	−	−	−	−	−	−	−	−	X
松动度	X	Ⅰ	Ⅰ	Ⅰ	Ⅰ	ⅠⅠⅠ	Ⅰ	Ⅰ	Ⅰ	Ⅰ	Ⅰ	Ⅰ	Ⅰ	Ⅰ	Ⅰ	X
牙位	48	47	46	45	44	43	42	41	31	32	33	34	35	36	37	38
松动度	X	Ⅰ	Ⅰ	Ⅰ	Ⅰ	Ⅰ	Ⅰ	Ⅰ	Ⅰ	Ⅰ	Ⅰ	Ⅰ	Ⅰ	Ⅰ	Ⅰ	X
叩痛	X	−	−	−	−	−	−	−	−	−	−	−	−	−	−	X
探痛	X	−	−	−	−	−	−	−	−	−	−	−	−	−	−	X
冷热诊	X	正常	正常	正常	正常	正常	正常	正常	正常	正常	正常	正常	正常	正常	正常	X

图 2-2-2　口内牙列及牙体检查表

3. 口内牙周检查

检查牙龈的颜色和质地，检查牙齿表面是否有菌斑或牙石附着；进行牙周探诊，观察有无探诊出血，并记录探诊深度（图 2-2-3）。

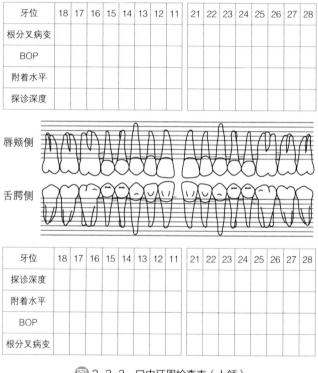

牙位	18	17	16	15	14	13	12	11		21	22	23	24	25	26	27	28
根分叉病变																	
BOP																	
附着水平																	
探诊深度																	

唇颊侧

舌腭侧

牙位	18	17	16	15	14	13	12	11		21	22	23	24	25	26	27	28
探诊深度																	
附着水平																	
BOP																	
根分叉病变																	

图 2-2-3　口内牙周检查表（上颌）

56

4. 口内咬合关系检查

检查前牙咬合关系，测量上下前牙是否有接触，它们的覆𬌗、覆盖关系是否正常。检查磨牙咬合关系，观察上下颌第一磨牙的𬌗关系作为判定𬌗类型的指标。检查中线关系，观察左右中切牙近中接触点的垂线是否一致。

三、辅助检查

1. 影像学检查

影像学检查包括X线牙片、全景片及锥形术CT（CBCT）等；通过影像学图像可以检查牙体是否存在低密度影像，可以检查根管内是否有高密度充填影像，并辅助判断根管充填是否到位，也可以检查牙根是否存在吸收、根尖周是否存在低密度影像；另外牙槽骨是否吸收也需要影像学检查的辅助。

2. 心理学检查

心理学检查（图2-2-4）包括心理评估和美学期望值评估。心理评估包括分析患者对自身牙齿的满意程度，牙齿对患者社交生活的影响，牙齿对患者情绪的影响和患者对牙齿美观的忧虑程度。美学期望值评估是患者自己对未来修复体美观度的期望值评估，评估是嘱患者从0（没有美观要求）到10（非常美观）对自己的美观期望值评分。

患者对自身牙齿的满意程度	从不 / 极少	偶尔 / 有时 / 经常
我为我的牙齿感到骄傲	√	
微笑时我喜欢露出牙齿	√	
当我看到镜中自己的牙齿时会感到开心	√	
我的牙齿对别人是有吸引力的	√	
我喜欢自己牙齿的外形	√	
我觉得我牙齿的位置都长得挺好	√	
牙齿对患者社交生活的影响		
微笑时我会刻意控制嘴唇裂开的程度以减少牙齿的暴露程度	√	
我会为不熟悉的人对我的牙齿的看法感到忧虑	√	
我害怕别人对我的牙齿发表攻击性的言论	√	
因为牙齿的原因，我会避免一些社交接触	√	
有时我会用手捂住嘴来挡住牙齿	√	
有时我总觉得别人在盯着我的牙齿看	√	
对于我牙齿的评论很容易激怒我，哪怕只是玩笑	√	
我有时会为异性对我牙齿的看法感到忧虑	√	
牙齿对患者情绪的影响		
我嫉妒别人的牙齿好看	√	
看到别人的牙齿我会感到一定程度上的紧张	√	
有时我会为自己牙齿的样子感到不开心	√	
我觉得我周围的人几乎牙齿都比我好看	√	
当我想到自己牙齿的样子的时候就会感到难受	√	
我希望我的牙齿再漂亮一些		√
患者对牙齿美观的忧虑程度		
我不喜欢镜子里面我的牙齿的样子		√
我不喜欢照片里面我的牙齿的样子		√
我不喜欢录像里面我的牙齿的样子		√

美观期望：
0– 没有美观要求
10– 非常美观
我的美观期望值：
（在下列数字上打勾）

0 1 2 3 4 5 6 7 8 9 10

图 2-2-4 心理学检查

数字化空间分析设计与瓷贴面预备设计

瓷贴面修复往往应用于前牙美学区，因此对美学的要求较高。另外，瓷贴面主要是利用粘接固位的修复体，而瓷贴面与牙釉质的粘接可以获得更高的粘接强度，因此对牙体保存的要求也较全冠修复更高。借助于口内扫描仪、面部扫描仪、虚拟拾架、三维打印技术和计算机辅助分析与计算机辅助制造（CAD/CAM）等数字化技术的发展，医生和技师可以在瓷贴面修复前进行数字化美学及功能分析，并设计出数字化诊断蜡型，从而为瓷贴面修复中的美学效果预告及牙体保存提供引导。

一、数字化美学及功能分析

数字化美学分析是利用二维图像或三维模型对面部及口内进行线面分析。美学线面分析包括面部及口内的美学分析。

面部分析（图 2-2-5）是利用正面微笑的肖像照，分析面中线与牙列中线是否一致，分析瞳孔连线与颌平面是否协调，并判断笑线高度的类型。

口内美学分析（图 2-2-6）是利用正面黑底板照分析上颌前牙宽度比、上中切牙的宽高比、切缘曲线及龈

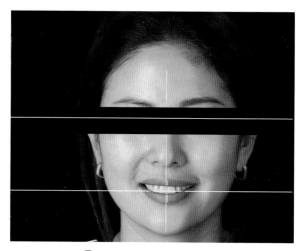

图 2-2-5 面部美学线面分析

黄线：面中线与牙列中线不齐；白线：颌曲线与
瞳孔线平行；红线：中位笑线

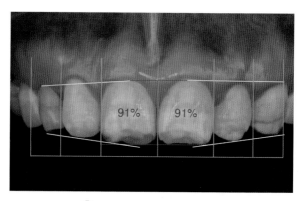

图 2-2-6 口内美学线面分析

蓝线：标准前牙宽度比；红线：宽高比；黄线：龈缘曲线；
白线：切缘曲线

缘曲线是否协调等，在颌面照分析基牙排列是否协调。口内美学线面分析标准见表2-2-2。

表2-2-2　口内美学线面分析标准

检查项目	理想值
前牙宽度比	1.618 : 1 : 0.618
中切牙宽高比	75%~85%
龈缘曲线	对称，中切牙＝尖牙＞侧切牙
切缘曲线	中切牙、尖牙连线于侧切牙下2mm
唇线	中切牙下1~2mm

二、数字化诊断蜡型

瓷贴面修复中，诊断蜡型应根据美学与功能分析，并结合基牙的解剖特征进行设计。诊断蜡型的设计包括二维设计及三维设计。诊断蜡型的二维设计是根据美学线面分析，在口内标准美学照片上设计未来修复体的轮廓外形（图2-2-7）。根据二维设计的轮廓参数，进一步在数字化原始基牙模型上设计数字化的诊断蜡型（图2-2-8）。数字化诊断蜡型需要经过医-患-技三方沟通进行调整。一方面是在虚拟𬌗架上模拟功能运动，检查并调整修复体的咬合关系；另一方面是根据患者的性别、性格和个人喜好等调整牙齿的形态（图2-2-9）。

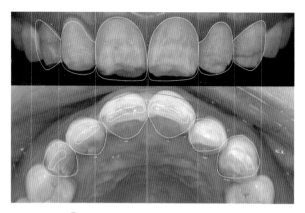

图 2-2-7 诊断蜡型的二维轮廓设计

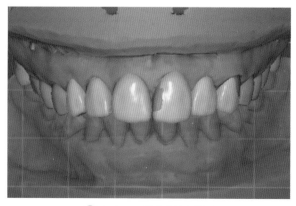

图 2-2-8 数字化诊断蜡型

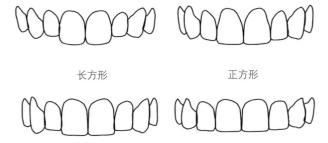

卵圆形　　　　　　　　　　尖圆形

长方形　　　　　　　　　　正方形

图 2-2-9　不同的牙齿形态风格

三、目标修复体空间分析

目标修复体空间（TRS）是指根据患者的主诉，在保证软硬组织健康和生理功能活动正常的基础上，拟定修复体所需占据的最小合理空间。根据目标修复体空间与治疗前原牙体的空间位置关系，瓷贴面修复可以分成体内、体外及混合 TRS 型瓷贴面修复（图 2-2-10）。

数字化蜡型提供了目标修复体空间的外表面轮廓，目标修复体空间的内表面由修复体的瓷层厚度决定。为达到一定的功能及美学修复效果，不同的瓷材料需要不同的厚度，因此应结合目标修复体空间和基牙的解剖结构选择合适的修复材料。需要注意的是，瓷贴面的目标修复体空间内表面应尽量控制在牙釉质范围内。结合数字化蜡型及原始基牙模型可以进行目标修复体空间分析，确定瓷贴面修复的目标修复体类型。不同 TRS 型瓷贴面修复中，体外 TRS 型瓷贴面修复不需要通过牙体预备来获得容纳修复体的空间，而体内及混合TRS型瓷贴面修复需要通过牙体预备来获得容纳修复体的空间。

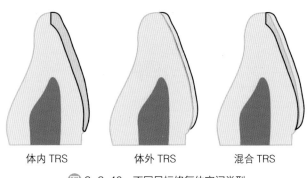

体内TRS   体外TRS   混合TRS

图 2-2-10   不同目标修复体空间类型

第三节   瓷贴面牙体预备引导方式的选择与导板制作

瓷贴面修复对牙体保存的要求较高，其预备深度需要尽量控制在牙釉质的范围内。在牙体预备前，利用目标修复体空间分析，选择合适的预备深度引导方式，设计并制作三维打印定深导板可以用于引导预备深度。

一、瓷贴面牙体预备引导方式的选择

1.数字化设计瓷贴面预备深度

通过瓷贴面的目标修复体空间分析可以显示体内及

体外空间的分布情况（图 2-2-11），体内空间的量对应的是瓷贴面需要预备的深度，因此可以在牙体预备前测量不同部位需要预备的深度。

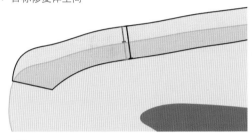

体内空间：需要预备的深度
体外空间：已有的空间
目标修复体空间

图 2-2-11　体内及体外空间的分布情况

2. 瓷贴面牙体预备引导方式的选择决策树

根据需要预备的深度，依据决策树选择合适的引导方式，使瓷贴面的预备精度达到设计精度的要求（图 2-2-12）。

二、三维打印定深导板的设计与制作要点

1. 三维打印等厚导板

将数字化原始模型导入计算机辅助设计（Exocad 2018，Exocad，德国）软件，使用"咬合夹板"模式设计咬合板，然后将原始模型及咬合板数据导入三维模型软件（Materialise Magics 23，Materialise，比利时）内，同时根据预备需求导入数个直径 1.5mm、高度 4mm 的

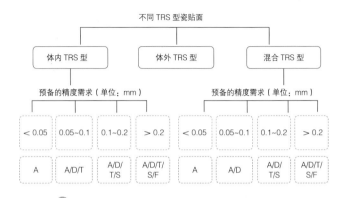

图 2-2-12 瓷贴面牙体预备方式的选择决策树

A. 三维打印不等厚导板；D. 三维打印等厚导板；T. 压模透明导板；
S. 硅橡胶导板；F. 目测 / 车针

圆柱体作为虚拟钻针，将虚拟钻针垂直放置在预备牙位的唇侧表面。使用"布尔运算"功能用"咬合板"减去"虚拟钻针"，在导板表面形成引导环，完成等厚导板的设计（图 2-2-13）；以"STL"格式导出导板数据，并将其导入三维打印机制作三维打印等厚导板。

2. 三维打印不等厚导板

咬合板的设计方法同等厚导板，将数字化蜡型模型导入 Materialise 软件内，首先选择基牙的唇面并使用"偏移"工具向内偏移，根据设计的预备深度分别设定不同部位的偏移深度，使用"平滑"工具平滑虚拟预备体表面（图 2-2-14），然后根据预备需求在虚拟预备体表面放置数个直径 1.5mm、高度 4mm 的虚拟钻针。选择每个虚拟钻针上半部分外表面，向外偏移 1 mm，形成引

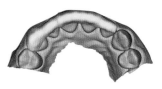

a. 咬合板

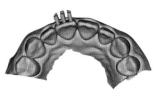

b. 虚拟钻针

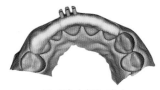

c. 用"咬合板"减去
"虚拟钻针"

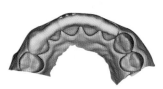

d. 等厚导板

图 2-2-13 三维打印等厚导板的设计流程

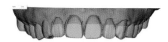

a. 区域选择

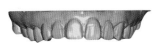

b. 向内偏移

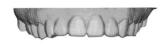

c. 数字化蜡型与
虚拟预备体拟合

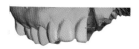

d. 核查预备深度

图 2-2-14 虚拟预备流程

导环（图 2-2-15）。使用"布尔运算"工具，将 9 个引导环及咬合板合并，形成不等厚导板；以"STL"格式导出导板数据，并将其导入三维打印机制作三维打印不等厚导板（图 2-2-16）。

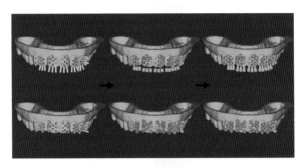

图 2-2-15　引导环设计流程

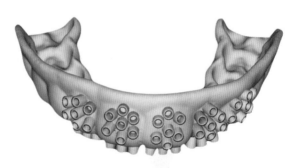

图 2-2-16　三维打印不等厚导板

第三章

三维打印定深导板引导下瓷贴面的牙体预备

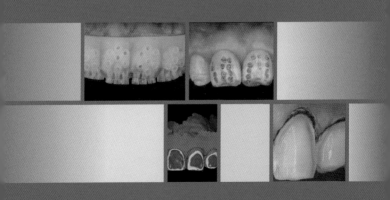

第一节 三维打印定深导板引导牙体预备的技术要点

瓷贴面牙体预备中，应根据预备深度的精度需求，选择合适的引导方式，辅助瓷贴面的预备深度尽量控制在牙釉质范围内。三维打印定深导板不仅可以有效控制预备深度，也可以简化深度控制，缩短牙体预备的临床操作时间。

一、比色

因瓷贴面多用于前牙美学区，准确的比色信息对最终美学效果至关重要。比色时充分暴露比色牙齿，然后放置灰色背景板和比色板，尽量使比色牙、比色板和比色色号处于同一水平面、同一直线上。比色板色块与被比色牙切端对切端放置，尽量接近，但留有间隙。除了传统的比色板方法，医师也可以使用比色仪进行比色。

二、牙体预备

1.唇面预备

首先，将三维打印定深导板戴入牙列，检查导板完全且稳定就位（图2-3-1），然后将带止动环的定深车针钻入导板的引导环，车针的止动环触及引导环，提示定深孔的深度达到设计深度（图2-3-2）。定深孔的底部均

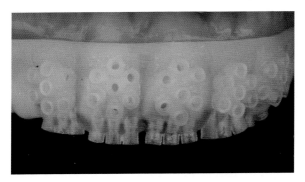

图 2-3-1 三维打印不等厚导板就位

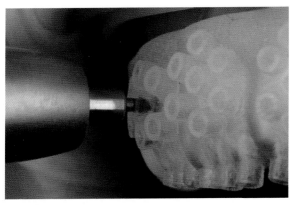

图 2-3-2 带止动环的定深车针钻入导板的引导环

用铅笔做标记（图 2-3-3），最后使用柱状车针磨除定深孔间的牙体组织，直至唇面无明显孔底痕迹即完成唇面预备（图 2-3-4）。

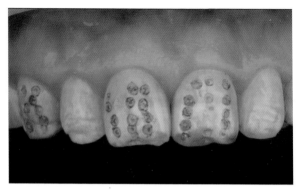

图 2-3-3 定深孔底部用铅笔做标记

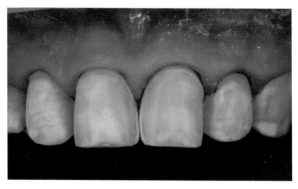

图 2-3-4 定深孔引导下完成唇面预备

2. 切端预备

瓷贴面的切端预备包括开窗型、对接型和包绕型（图2-3-5）。其中，开窗型预备不需要切端预备磨除切端的牙体组织。对接型预备是对切端牙体组织进行1~1.5mm深度的磨除，且切端预备面与牙长轴交角约90度。包绕型预备除了对切端预备外，还在切端的舌腭侧制备肩台。切端预备的深度控制既可以在导板引导下制备定深孔，也可以使用柱形车针制备定深沟，然后使用柱形车针磨除定深孔或定深沟之间的牙体组织。

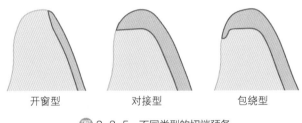

开窗型　　　　对接型　　　　包绕型

图 2-3-5　不同类型的切端预备

3. 邻面预备

瓷贴面的邻面预备包括保留触点和破坏触点两种类型（图2-3-6）。保留触点的邻面预备是将邻面终止线设置在触点唇侧，而破坏触点的邻面预备是将邻面终止线设置在邻舌线角处，破坏触点的邻面预备适合于需要邻面改形及关闭牙间隙的病例。

73

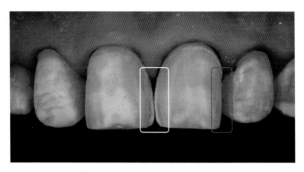

图 2-3-6　不同类型的邻面预备

白框：保留触点；红框：破坏触点

4.龈端边缘线预备

瓷贴面龈端边缘线的宽度及形态主要是由车针刃部的直径和形态决定的。瓷贴面最常见的边缘形态是浅凹型，因此推荐选择刃部直径为 0.6~1.4mm 的圆柱状车针。龈端边缘线的位置主要包括齐平龈缘及龈下边缘两种（图 2-3-7）。其中齐平龈缘的边缘仅适合于修复体颜色与原始基牙颜色差距不大的病例。

三、预备体的精修与抛光

初步预备后，需分别对唇面、切端和边缘线进行精修和抛光。预备体的唇面需使用慢速手机的抛光轮将表面修整光滑平整，切端应去除尖锐的转角，边缘线需要使用釉质凿或超声器械去除飞边及不平整的部位（图2-3-8）。

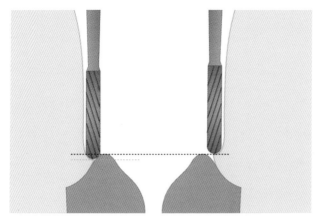

图 2-3-7　不同位置的浅凹状边缘线预备

左：龈下边缘；右：平齐龈下边缘

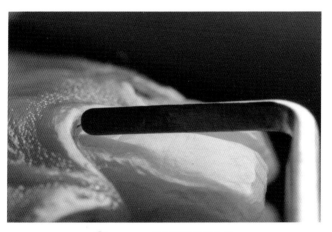

图 2-3-8　釉质凿修整边缘线

第二节 数字化印模制取的技术要点

瓷贴面预备后可以使用口内扫描仪扫描预备体，并将预备体的数字化模型与虚拟预备体拟合，检查牙体预备的预备深度是否符合设计的精度需求。

一、数字化印模制取

1. 排龈

瓷贴面修复中最常用的排龈方法为排龈线的双线法排龈。先根据龈沟深度选择一根较细的排龈线，使用排龈刀轻柔地先将第一根排龈线推入基牙龈沟内，再将第二根较粗的排龈线压其一半至龈沟内，末端留一段排龈线在龈沟外以便取模时抽出（图2-3-9）。

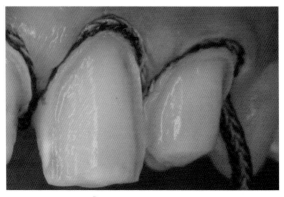

图2-3-9 双线法排龈

2. 口内扫描技术

预备体使用口内扫描仪进行扫描，获得预备体的数字化印模，然后将预备体与虚拟预备体的数字化模型拟合来核查预备深度的准确度（图 2-3-10）。

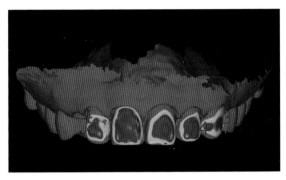

图 2-3-10 预备体与虚拟预备体模型拟合检查预备深度

第四章

瓷贴面修复体的
数字化设计制作
与分区粘接

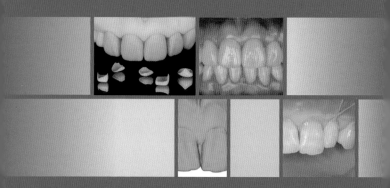

瓷贴面修复体是根据数字化蜡型在数字化预备体模型上设计的，牙体预备后将预备体模型与数字化蜡型拟合设计最终修复体的形态，将设计数据导入切削设备制作最终修复体（图2-4-1）。

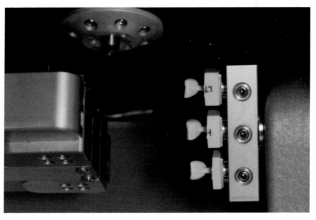

图 2-4-1　切削设备切削制作修复体

切削后的修复体可在预备体或其模型上就位，检查修复体的边缘密合性（图2-4-2）。

切削完成后进行修复体的烧结（图2-4-3）。根据比色的信息对修复体进行染色和上釉，增加修复体的特征色可以使修复体更自然（图2-4-4）。

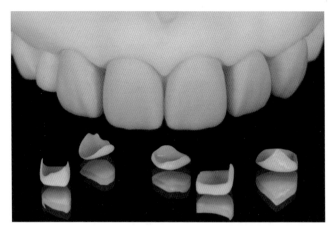

图 2-4-2　切削的修复体在模型上就位，检查其边缘密合性

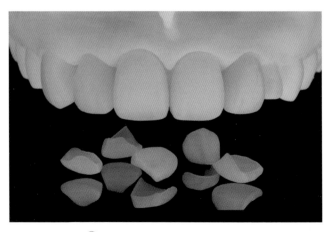

图 2-4-3　烧结后的瓷贴面修复体

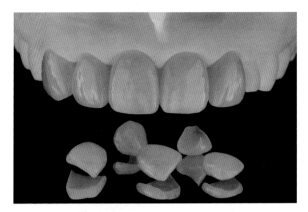

图 2-4-4　染色后的瓷贴面修复体

　　将最终修复体的设计模型发送到椅旁切削机即刻制作最终修复体。利用数字化技术缩短临床操作时间，可以实现瓷贴面牙体预备当天的即刻修复（图 2-4-5）。

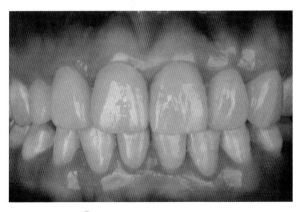

图 2-4-5　瓷贴面的即刻修复

数字化导板引导瓷贴面分区粘接的操作要点

瓷贴面制作完成后进行修复体的试戴与粘接。在基牙上试戴瓷贴面并检查其边缘密合性，医 – 患 – 技沟通修复效果，确认无误后进行粘接（图 2-4-6）。瓷贴面的粘接强度对其修复成功率极为重要，分区粘接导板引导釉本质粘接面的不同分区及不同处理，有利于获得更高且更稳定的修复体粘接强度。

一、分区粘接导板的数字化设计与制作

首先，将 CBCT 数据导入 Mimics（Mimics Medicial 17.0，Materialise）软件中分别创建牙釉质及牙釉质本质一体的数字化模型，并将两者导入 Materialise 软件（Materialise Magics，Belgium）中进行布尔运算，获得牙本质的数字化模型（图 2-4-7）。

然后，将牙本质模型和预备体模型导入 CAD 软件（Exocad 2018，Germany）中拟合，显示预备体表面牙釉质和牙本质的分布区域（图 2-4-8）。在此基础上分别设计牙釉质粘接导板和牙本质粘接导板（图 2-4-9）。

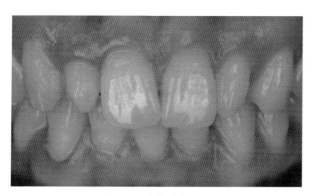

a. 修复前

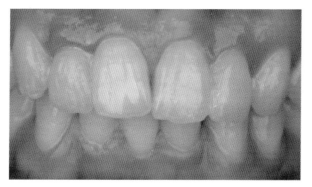

b. 试戴瓷贴面修复体

图 2-4-6　试戴瓷贴面修复体

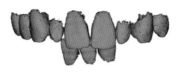

a. 牙釉质牙本质模型

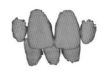

b. 牙釉质模型

c. 用 a 减去 b

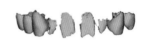

d. 牙本质模型

图 2-4-7　创建牙本质模型

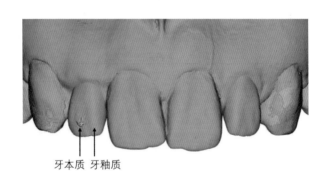

牙本质　牙釉质

图 2-4-8　牙本质模型和预备体模型拟合

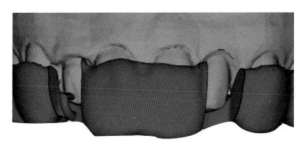

a. 牙釉质粘接导板

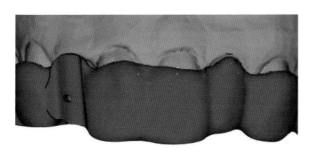

b. 牙本质粘接导板

图 2-4-9　分区粘接导板设计

二、瓷贴面的分区粘接

试戴牙釉质及牙本质粘接导板，检查导板完全就位且密合性良好（图 2-4-10）。

橡皮樟隔离基牙后，分别在导板引导下进行牙釉质与牙本质的表面处理（图 2-4-11）。

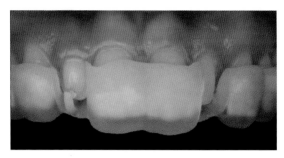

a. 牙釉质粘接导板

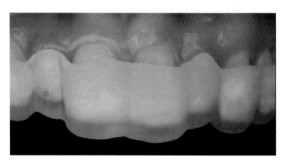

b. 牙本质粘接导板

图 2-4-10　试戴分区粘接导板

　　牙面处理完成后，分别在基牙及修复体内表面涂布粘接剂，完成瓷贴面的粘接（图 2-4-12）。

　　瓷贴面粘接后再检查并调整咬合关系，抛光修复体的边缘，完成修复（图 2-4-13）。

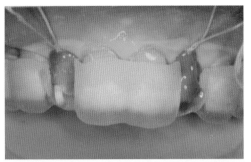

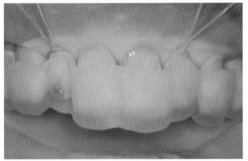

图 2-4-11　预备体牙面处理

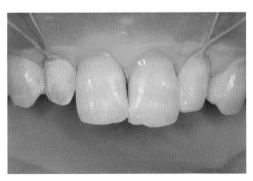

图 2-4-12　牙面处理完成后

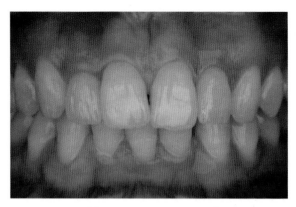

图 2-4-13 瓷贴面修复后

三、瓷贴面修复的定期复诊

修复后嘱患者戴牙后定期复诊，复诊时检查修复体的边缘密合性及功能情况，检查基牙的牙体、牙髓及牙周情况（图 2-4-14）。

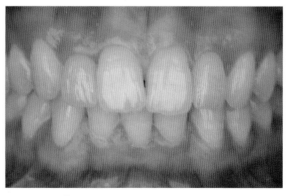

图 2-4-14 瓷贴面修复的定期复诊

第五章

数字化瓷贴面修复的并发症及其处理措施

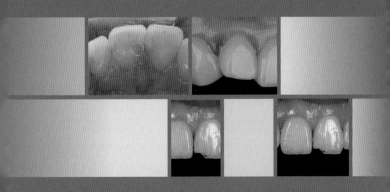

瓷贴面修复后，基牙的牙体牙髓组织的并发症是其最常见的并发症之一，包括牙体组织的继发龋、牙髓敏感及疼痛等。

1. 基牙牙体组织继发龋及其处理

牙体组织的继发龋常见于瓷贴面使用一段时间后，好发于边缘线的部位（图 2-5-1）。

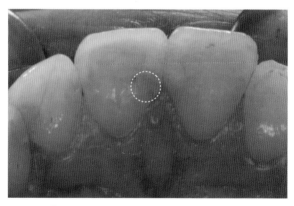

图 2-5-1 贴面边缘线处的牙体组织继发龋

根据继发龋的严重程度进行处理，首先检查修复体的边缘密合性，若存在修复体松动或边缘微渗漏，则需拆除修复体重新修复。然后检查患者口腔卫生状况，嘱患者做好口腔卫生维护，避免食物嵌塞。

2. 基牙疼痛及其处理

瓷贴面修复后基牙疼痛包括过敏性疼痛、咬合痛及自发痛。短期修复的过敏性疼痛是由于车针切磨、粘接剂等物理及化学刺激。嘱患者避免冷热刺激，观察一段时间，若症状加重为自发痛，则需行进一步治疗。长期修复等过敏性疼痛则需检查有无继发龋、牙龈退缩或修复体松动等。

瓷贴面短期修复出现的咬合痛多为早接触引起的创伤性牙周膜炎，需进行调𬌗处理。长期修复出现的咬合痛则需检查基牙松动度，并结合影像学检查判断是否存在牙周炎或根尖周炎。瓷贴面修复后若出现自发痛，应结合疼痛特征、口腔检查及影像学检查判断是否存在牙髓炎或根尖周炎。若基牙诊断为牙髓炎或根尖周炎，需先行牙髓治疗，再根据情况重新修复。

| 第二节 | 基牙牙周组织相关并发症及其处理措施 |

瓷贴面短期修复出现牙龈红肿等牙周组织症状，可能由于操作时对牙龈组织的损伤。应检查修复体的边缘形态无悬突，且边缘线周围没有残留的粘接剂，然后嘱患者维护好口腔卫生，观察一段时间。瓷贴面长期修复出现牙龈退缩等牙周组织症状，则需检查修复体的边

缘位置及外形设计。若存在边缘过深压迫牙龈，或接触不良导致食物嵌塞等，则需重新设计修复体外形（图2-5-2）。

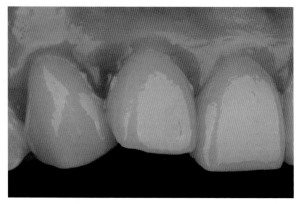

图 2-5-2　瓷贴面修复后牙龈红肿

第三节　修复体相关并发症及其处理措施

瓷贴面修复后，瓷贴面折裂或脱落是主要的修复体相关并发症，一般需重新修复，二次修复前需分析瓷贴面折裂或脱落的原因，避免其再次发生。

瓷贴面修复后出现修复体折裂，首先需检查患者的咬合关系，避免存在紧咬合或磨牙症。然后检查基牙牙体预备质量，预备深度是否足够，预备体是否存在锐利的转角或边缘（图2-5-3）。

瓷贴面修复后出现修复体脱落，需检查预备体表面是否存在足够的釉质粘接面积，若釉质保存不足，则不建议再次行瓷贴面修复。若可以再次行瓷贴面修复，瓷贴面粘接时应根据修复体材料特征，严格按照说明书要求进行基牙及修复体处理。

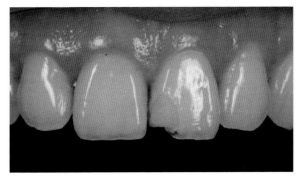

图 2-5-3　瓷贴面修复后修复体折裂

第三部分

数字化瓷嵌体
修复技术规范

第一章

瓷嵌体的定义及分类

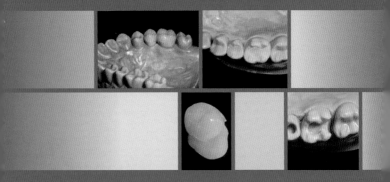

嵌体是一种嵌入牙体内部以恢复牙体缺损形态与功能的修复体。是固定修复中尽量保留患牙牙体组织的一种微创的牙体修复技术。面对牙体缺损的患牙，考虑抗力形与固位形的基础上，将缺损制备成一定形状的窝洞，印模后交由口腔技师口外制作成相应的修复体，以恢复患者的咬合功能与美观。嵌体具有固定修复的特质，即有良好的固位性与稳定性，使用方便不用摘戴，佩戴舒适异物感小，其临床应用也愈加广泛。

根据制作嵌体时，技师所使用的材质不同，临床上就有了合金嵌体、树脂嵌体、瓷嵌体等不同种类的嵌体。

（1）合金嵌体有贵金属与非贵金属两大类。特质为化学性能稳定，有良好延展性和机械性能（图3-1-1）。合金修复体颜色与真实牙色差异较大，美观度较差。若用于前牙牙体缺损的修复，往往不能达到患者的心理预期。临床上，合金嵌体也多用于后牙缺损的修复选择。

（2）树脂嵌体与传统的树脂充填肉眼看上去相类似，但各自的技术与临床操作不同。树脂充填为医师通过口内树脂材料的直接堆塑来恢复患牙缺损的形态与功能，美观性与强度均稍显不足（图3-1-2）。抛光度不佳，完成树脂充填后需进行彻底的抛光。同时，树脂充填存在

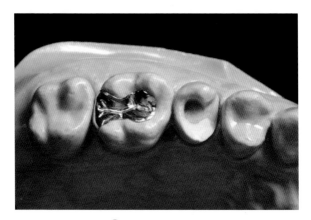

图 3-1-1　合金嵌体

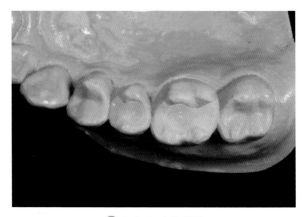

图 3-1-2　树脂嵌体

易边缘微渗漏、充填物易折裂脱落、后期变色等问题。树脂嵌体一定程度上改善了上述问题，树脂嵌体为牙体预备后，技师口外制作，更好地恢复牙体外形，美观性有一定提高。修复体抛光度较好，聚合收缩性能也有提高。相较其他材质的嵌体，树脂嵌体制作工艺简单，成本较低，美观度高，磨牙量较少；但树脂材料的耐磨性较差，脆性大，过于薄弱的边缘容易折裂，也存在一定的缺陷。

（3）瓷嵌体与前两种材质相比，兼具美学性能与功能优势，是其他高分子材料及金属材料等无法比拟的。在临床上，瓷嵌体的使用较前两种材料更多，具有极佳的生物相容性，优良的耐腐蚀性和耐磨损性（图3-1-3）。

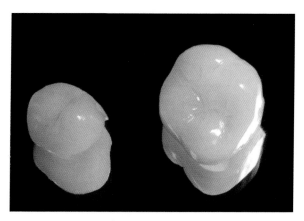

图 3-1-3　瓷嵌体

1. 按牙体的缺损范围进行分类

（1）瓷嵌体：若整个缺损均在牙尖以内，即没有破坏到牙尖的情况下，属于普通类型的瓷嵌体（图 3-1-4）。

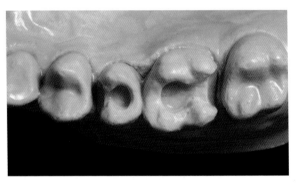

图 3-1-4　瓷嵌体的缺损范围不涉及牙尖

（2）瓷高嵌体：即牙体缺损的范围较大，包含了一个或多个牙尖，制作成的修复体覆盖并高于拾面（图 3-1-5），以恢复患牙咬合关系。可见，瓷高嵌体是一种较为特殊类型的瓷嵌体。瓷高嵌体这一专业名词于 2002 年经全国科学技术名词审定委员会审定发布。

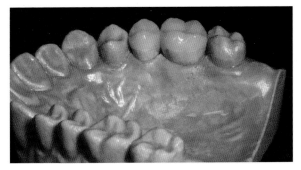

图 3-1-5 瓷高嵌体

2. 根据牙体缺损涉及到的牙面数量分类

（1）单面瓷嵌体：牙体的缺损仅涉及一个牙面，如𬌗面瓷嵌体、颊面瓷嵌体、邻面瓷嵌体等。

（2）双面瓷嵌体：牙体缺损涉及了两个牙面，如近中-𬌗（MO）瓷嵌体、远中-𬌗（DO）瓷嵌体、颊-𬌗（BO）瓷嵌体等。

（3）多面瓷嵌体：缺损涉及了三个牙面，如近中-𬌗-远中（MOD）瓷嵌体等。

第二章

牙体缺损的临床
常见修复方式

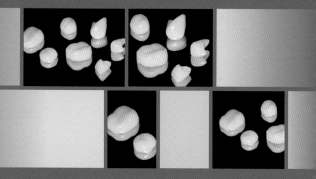

树脂充填修复整个过程均为医师在患者口内完成的操作。医师首先要去除龋损腐质。与早期的银汞合金充填不同，如今树脂充填不需要过分强调底平、壁直，点、线、角清晰等，而是在微创的基础上，保留或制作出倒凹以增强固位。整个操作均在口内完成，涉及邻面的树脂充填可借助树脂充填专用的成形片。由此可见，牙体缺损的恢复为医师的口内堆塑，美观性与强度的恢复均稍显不足。同时，值得注意的是，树脂充填的抛光度一般，因此完成树脂充填后一定要进行彻底地抛光。

全瓷冠与瓷嵌体同作为牙体缺损的修复方式，有着各自的适应证，医师如何进行选择也是要根据多方面因素而定，不能一概而论。在某些牙体缺损情况下，全瓷冠修复与瓷嵌体修复皆可作选择。其中瓷嵌体修复可以减少对患牙本身的磨除，属于更加微创的修复方式。但在某些牙体缺损较多的情况下，无法用瓷嵌体修复或用简单的树脂充填治疗时，则需要进行全瓷冠修复。全瓷冠修复（图 3-2-1）最基本的固位形式是环抱固位型，这种固位形态提供了良好的固位力，且对自身剩余的牙体组织起到了更为全面的保护，粘接稳定性也优良。此外，在一些特殊的牙体症状如隐裂牙等，全瓷冠修复是首选方案之一，这种修复方式对已经发生隐裂的牙体组织起到了更为全面的保护。

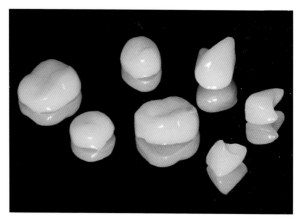

图 3-2-1　全瓷冠

第三节　瓷嵌体的发展历史

　　瓷嵌体在口腔修复领域中作为修复材料已逾百年的历史。陶瓷出现的时间较早，但由于陶瓷材料脆性大、缺乏弹性，当时粘接技术的不足，导致陶瓷材料在牙体修复方面的应用一直受到限制。直到 20 世纪 80 年代，陶瓷材料的性能愈加稳定，强度增大，粘接材料也不断发展更新换代，陶瓷材料在口腔修复学中的应用愈发频繁。伴随着医师与患者对美学修复临床效果的要求越来越高，全瓷冠与瓷嵌体、瓷贴面等修复方式迎来了更广泛的应用。

作为口腔医师，大家熟知的是在牙体组织大面积缺损时，或牙体经过完善的根管治疗后，该牙体的常规修复方法是采用全瓷冠修复或桩冠修复。但此种修复方式可能需切割较多的剩余牙体组织，造成本身就已经不多的牙体组织再次被磨除，剩余牙体组织过少的全瓷冠的固位力和支持力也有不足。在此种情况下，为了能减少牙体组织的磨除，尽可能延长患牙的使用寿命，医师即可采用瓷嵌体或瓷高嵌体来进行缺损牙体的修复。因此，患者到临床修复这一步骤时，我们需判断，若该患牙拟行全瓷冠修复需如何预备牙体，若拟行瓷嵌体修复又需如何预备牙体，后期哪种临床效果更优、更长期。在已经有了判断之后再与患者沟通，最后才能开始正式的临床操作。

第四节 瓷嵌体的优势与缺点

瓷嵌体的优势：相较于树脂充填，瓷嵌体是印模后，技师在口外模型上进行制作，精雕细琢，所以能够更精确、更形象地恢复牙体形态及邻接关系，与对颌牙建立更加标准的咬合关系。邻接关系的有效恢复可以一定程度上防止食物嵌塞。从材料性质来讲，全瓷嵌体的陶瓷材料具有良好的机械性能和美学性能。恢复患牙咬合功能的前提下，修复体的外形色泽均能与自身牙体相匹配，在这些方面优于单纯用复合树脂进行充填修复。而与全瓷冠修复相比较，瓷嵌体保留了更多的自身牙体组织，备牙量更小，更微创。

瓷嵌体的缺点：瓷嵌体修复体的边缘线更长，更易发生继发龋坏，患者需养成良好的口腔卫生习惯。瓷嵌体对于患牙剩余牙体组织的保护不足，固位力也弱于全瓷冠，隐裂牙、𬌗力过大或磨牙症患者都需慎用，这些情况推荐使用全瓷冠修复。此外，因瓷嵌体需口外制作，患者就诊次数比树脂充填修复更多。

第五节　瓷嵌体的适应证

瓷嵌体适用于各类常规牙体缺损。一般能够采用树脂充填修复的牙体缺损原则上都可以牙体预备后采用瓷嵌体进行修复。

牙体缺损若涉及到了牙尖、切角、边缘嵴或是𬌗面，一般树脂充填修复无法达到修复效果时，可以采用瓷嵌体修复。

牙体缺损的邻接关系不良，食物嵌塞较严重的患牙，牙体修复时需恢复邻面接触关系，适合使用瓷嵌体修复。

第六节　瓷嵌体的禁忌证

髓角位置高的患牙，瓷嵌体修复易损伤牙髓，且当瓷嵌体深度接近髓角时，牙列咬合压力可传导至髓腔，有引起疼痛的可能。因此例如青少年的恒牙和儿童的乳牙，不宜作瓷嵌体修复。

牙体缺损范围小而且表浅，不宜使用瓷嵌体修复。可先尝试树脂充填修复。

牙体缺损范围大，但残留牙体组织过于薄弱，抗力形差，不宜使用瓷嵌体修复，远期效果不佳，剩余牙体组织易折裂。

从美观角度出发，前牙区域的缺损慎用瓷嵌体修复，对于美观要求极高的患者或心理素质不理想的患者也不适合瓷嵌体修复。这种情况下更建议全瓷冠修复或瓷贴面修复。

第三章

数字化瓷嵌体的牙体
预备与印模制作

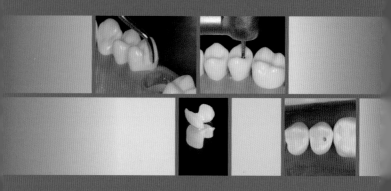

第一节　牙体预备的基本原则

　　与其他固定修复的临床流程相同，牙体预备前，医师要对患牙进行全方位检查，了解患者主诉，明确患牙缺损情况、咬合空间情况、邻接关系、邻牙情况等。对患牙拍摄 X 线片等牙片进一步判断牙髓情况、髓角位置，或是根管治疗后的根管充填是否到位，根尖是否仍有炎症。确定修复方式及材料，注意与患者沟通交流患牙的情况。牙体比色也应当完成在牙体预备之前。

　　牙体预备的基本原则如下。

　　（1）针对患牙，医师首先要去尽龋坏和腐质，去除无基釉防止薄壁弱尖。保证后续该牙的使用功能。

　　（2）在牙体预备时，需要进行一定程度的预防性扩展，防止继发龋的产生。但扩展不用过大，尽量保留剩余牙体组织。

　　（3）牙体预备的整个过程中注意保证充分考虑修复体的固位形，抗力形。

　　（4）保证牙体缺损无倒凹，牙体预备中不用磨除过多的牙体组织，只需要去除倒凹或是通过局部树脂充填的方式消除倒凹。牙体缺损的洞形无论有多复杂，医师都要确保牙体预备完成后有且只有一个就位道。金属嵌体的洞壁向𬌗面外展一般建议 3°~5°，而瓷嵌体常遇到就位困难和试戴取下也困难的问题。因此为保证瓷嵌

109

体的顺利就位，瓷嵌体的外展度一般建议稍微扩大到6°~8°。

（5）瓷嵌体修复体内部尽量保证点、线、角圆钝，无尖锐点，边缘无斜面，确保咬合时不易折断，周围壁光滑且清晰。

（6）修复体边缘不能有咬合接触。边缘需离开咬合接触至少约1mm。

（7）若涉及活髓牙，牙体预备建议在局部麻醉下完成，操作过程中注意喷水冷却，减少刺激。后续应及时安抚牙髓及制作临时嵌体保护活髓。

第二节　牙体预备具体操作流程

本节以邻𬌗瓷嵌体的预备为例进行说明。

邻𬌗瓷嵌体，顾名思义为牙体缺损涉及了邻面与𬌗面的瓷嵌体。临床上此类修复非常常见，其修复体形态大致如图3-3-1所示。

在临床操作中，邻𬌗瓷嵌体的牙体预备流程如下所述。

1. 去净龋坏和腐质，设计洞形（图3-3-2）

医师需要去净患牙的龋损腐质，若有旧修复体或充填物则需先行拆除，只保留健康牙体组织。为了避免继发龋的形成，在去除腐质时对该患牙牙体组织进行一定程度的预防性扩展，适当扩大洞形，使洞壁处于正常牙

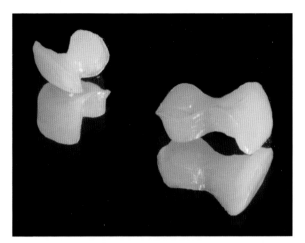

图 3-3-1　邻𬌗瓷嵌体

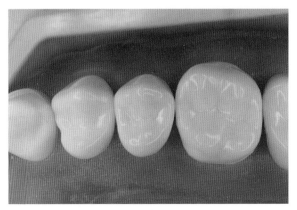

图 3-3-2　去净龋坏和腐质，设计洞形

体组织内。外形上应制成圆钝的曲线形。

医师可根据牙体实际缺损大小、形态及对颌牙情况，对后期瓷嵌体的修复进行整体设计。在进行牙体预备前，可先用咬合纸标记出咬合接触点。牙体预备时，修复体的边缘离开咬合接触约 1mm，防止瓷嵌体边缘有咬合接触，后续使用中易造成瓷嵌体变形及折断。整体洞形的设计应充分考虑固位形与抗力形，咬合关系，邻牙接触区等情况，同时又应尽可能多地保留健康的牙体组织。

2. 选择合适车针，𬌗面定深（图 3-3-3，图 3-3-4）

随着临床对瓷嵌体修复的需求增加，各车针厂家也推出了属于自己的瓷嵌体预备套装。方便临床医生操作。牙体预备的量需要医师严格把控，去净龋坏后就需要进行𬌗面定深这一步骤。深度把控非常重要，窝洞预备过浅，瓷材料所需的最低安全厚度难以保证，容易折裂，且窝洞过浅咬合过程中瓷嵌体容易脱落；窝洞预备过深，过多磨除了剩余牙体组织，剩余牙体组织折裂风险增高。因此，为保证修复体及剩余牙体组织均能承受咬合力，在瓷嵌体预备时必须保留理想的修复空间，预备深度根据不同瓷材料的特性，所定深度建议控制在 1.5mm（加强型陶瓷的最低厚度）至 2.0mm（长石质陶瓷、白榴石陶瓷的最低厚度）之间。

3. 𬌗面预备，制作鸠尾固位（图 3-3-5，图 3-3-6）

𬌗面定深后即可开始𬌗面的预备，按定深深度扩大预备。尽量达到底平壁直，去除倒凹，倒凹可以磨除或

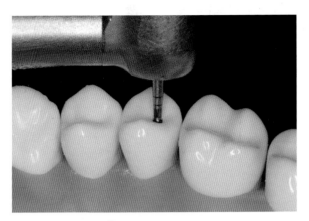

图 3-3-3 殆面定深

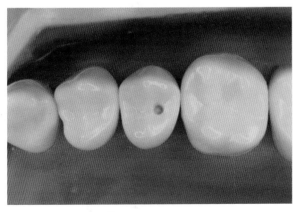

图 3-3-4 定深孔

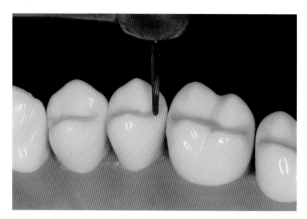

图 3-3-5　殆面预备

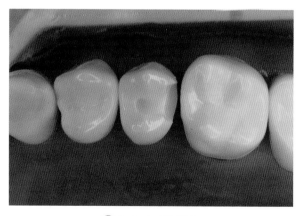

图 3-3-6　鸠尾预备

是用少量树脂充填的方式消除。注意洞壁向𬌗面略外展6°~8°，保证瓷嵌体能顺利就位；还应制备鸠尾固位形，以防止水平移位。为避免嵌体发生断裂，医师需确保最薄弱位置（鸠尾峡峡部）所留宽度至少能达到2mm，同时两侧牙体保留1/3。这样后续使用中，瓷嵌体与剩余的两侧牙体组织均有较好的安全宽度，不易折裂。牙体预备中，洞底、洞壁、所有过渡区域要修磨圆钝、光滑。

4. 邻面箱状洞形（图3-3-7，图3-3-8）

接着，医师可进行邻面的牙体预备。邻面洞形近远中向宽度为1~1.2mm，唇/舌轴面角处至少保留0.5~0.75mm的修复体间隙，𬌗龈向深度建议3mm。这里根据嵌体材料的不同，预备方式上还有区别。

对于传统金属嵌体而言，邻面预备时医师需制备短斜面，即沿洞边缘制备出45度的斜面。一方面可避免形成无基釉以防折裂，也有利于修复体边缘的密合，减少微渗漏的发生；另一方面，也使嵌体修复体边缘选择性地避开𬌗接触区。因此，在金属嵌体的牙体预备中，短斜面是一个预备的关键点。

但是，对于瓷嵌体，医师在邻面洞缘处理上不预备短斜面，因为瓷嵌体这一材料抗折强度较差，需要有一定的厚度，短斜面位置瓷嵌体较薄，容易折裂。因此不预备短斜面。

115

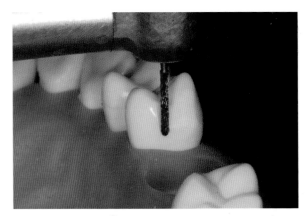

图 3-3-7　邻面预备

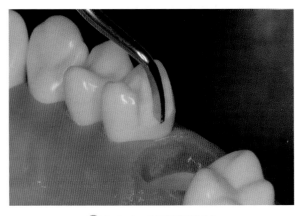

图 3-3-8　邻面预备后形态

5. 精修完成（图3-3-9，图3-3-10）

在进行完牙体预备后，医师需要精修，对预备体进行相关检查，点、线、角是否圆钝，有无倒凹，嵌

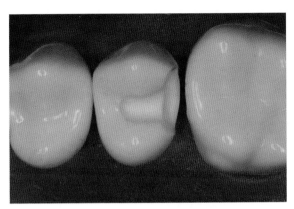

图 3-3-9　邻殆嵌体预备体水平面观

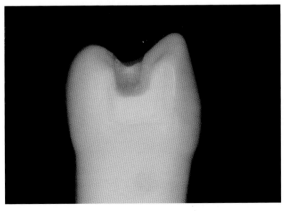

图 3-3-10　邻殆嵌体预备体侧面观

体厚度是否足够，剩余牙体组织是否有抗力形与固位形等。牙体精修关系到修复体就位和粘接的效果。为了达到理想的精修效果，医师可选择与预备车针相对应匹配的同等直径和形状的精修车针。精修过程不容大意，达到最理想的精修效果有利于后续试戴与粘接。

🦷 备牙小贴士：邻𬌗瓷嵌体预备的操作要点

（1）牙体预备前，可先用咬合纸标记出咬合接触点。预备边缘离开咬合接触区约 1mm。

（2）瓷嵌体最小咬合深度不小于 1.5mm。

（3）𬌗部鸠尾峡峡部所留宽度至少能达到 2mm，两侧牙体组织至少保留 1/3。

（4）瓷嵌体的牙体预备中不预备短斜面。

（5）洞壁倒凹可以磨除，也可先用酸蚀、粘接方法充填，消除倒凹。

第三节　单面瓷嵌体预备要点

在牙体缺损累及不同牙面数的瓷嵌体修复中，单面瓷嵌体的修复相对简单，因为牙体缺损只涉及了一个面。我们可以根据其缺损位置不同分为𬌗面瓷嵌体、颊面瓷嵌体、邻面瓷嵌体等。牙体预备只需预备有牙体缺损的那个牙面。

瓷单面嵌体预备的操作要点如下所述。

1　若为𬌗面瓷嵌体，在牙体预备前，可先用咬合纸标记出咬合接触点。预备边缘同样离开咬合接触约1mm。

2　各类单面嵌体的预备，均以去尽腐坏龋损为主，一定程度预防性扩展。

3　注意去除倒凹。可采用磨除的方法，也可使用酸蚀、粘接方法充填，消除倒凹。

4　确保一个就位道能顺利就位，轴壁外展6°~8°。

当牙体缺损累及三个牙面，医师在去尽龋损腐质后可进行预备形态的设计。此类牙体缺损较大，需尽量保留剩余牙体组织。

瓷三面嵌体预备的操作要点如下所述。

1 预备流程与要点与双面瓷嵌体基本一致。

2 涉及到的第三个面同样保证点、线、角圆钝，有一定外展度，就位道有且只有一个，保证整个嵌体的就位。

3 殆面洞缘不作短斜面，瓷嵌体应有足够厚度。殆面鸠尾峡也可适当放宽以增加抗折性。

瓷高嵌体是一种特殊瓷嵌体。缺损包含了一个或多个牙尖，修复体覆盖并高于殆面，以恢复患牙咬合关系。当牙体组织缺损范围大，或根管治疗后牙壁有折裂风险的时候，为了起到更好的功能恢复与对剩余牙体组织有更佳保护作用，可设计瓷高嵌体修复（图 3-3-11）。随着粘接技术和根管治疗牙体保存技术的发展。瓷高嵌体的应用越来越多。

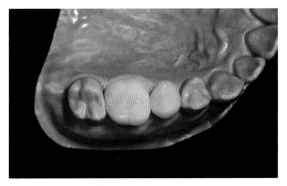

图 3-3-11　瓷高嵌体

瓷高嵌体预备的操作要点如下所述。

1 𬌗面磨除量要保证足够厚度，尽量大于 1.5mm。

2 修复体边缘采取对接形式，不做洞缘短斜面，避免边缘处瓷层较薄而发生折裂。

3 消除倒凹，各轴壁略外展，保证瓷高嵌体的就位顺利。

4 牙体若缺损大，固位不佳，可以适当增加钉洞固位。

第六节 数字化技术在瓷嵌体修复中的应用

1. CAD/CAM 技术

CAD/CAM 即计算机辅助设计与制造技术。这一数字化技术不断发展更新，其精确性、可重复性与模拟、设计功能在各领域各学科都获得不少运用，在口腔修复学领域也已推广多年，使得传统的口腔修复技术向更加智能化、自动化、精密化的方向发展。

与口腔修复相关的 CAD/CAM 技术包含数字化扫描仪、数据集软件与生产技术三方面。瓷嵌体的数字化修复流程为牙体预备，数字化扫描印模，导入软件进行设计，数字化椅旁切削，染色上釉，最后患者戴修复体。

2. 数字化扫描

与传统印模形式不同，在完成牙体预备后，医师可以采用数字化口内扫描技术进行印模。口内扫描无需托盘与印模材料，可直接将扫描仪的扫描头放置于牙列相应部位，减少了患者的不适感，同时增加了模型的准确性。扫描结束后，医师可即刻检查模型质量，对于扫描不完整的部位，可及时进行补充扫描；同时也可为椅旁制作作准备。

在数字化口内扫描前，医师需进行的相关工作有：

连接电脑与仪器，打开口腔扫描软件，创建该患者的新工作表单。口内扫描头提前消毒备用。

调节患者椅位，嘱患者漱口，尽量清理干净患者口内唾液及血液；告知患者即将进行的操作；告诉患者在扫描过程中有任何不适可举手示意。

大部分的数字化口内扫描系统默认医师扫描流程为先扫描上颌，再扫描下颌，最后进行咬合关系吻合。当然医师也可以按个人习惯进行个性化调整。现以 1 例上颌第一磨牙制作高嵌体的患者印模过程为例（图 3-3-12）。

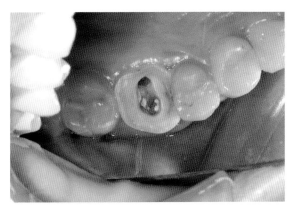

图 3-3-12　上颌第一磨牙

该患者 16 牙已完成根管治疗，牙体按瓷高嵌体修复设计完成牙体预备。口扫时首先进行上颌，也就是工作模的扫描（图 3-3-13），可以从牙列的一侧（A 区）

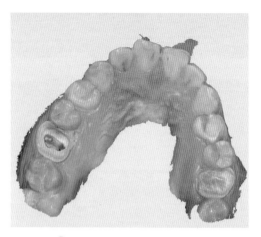

图 3-3-13　口扫上颌（工作模）

后牙𬌗面开始扫描，到前牙区时呈 Z 形扫描舌侧、切端和唇侧，然后扫描到对侧（B 区）后牙𬌗面；然后进行腭侧扫描，为了避免遗漏，同样从牙列一侧（A 区）后牙腭侧扫描至对侧（B 区）后牙腭侧；最后扫描上颌牙列唇颊侧，注意不要有遗漏区域。下颌的扫描（图 3-3-14）和上颌类似，按顺序进行，不要遗漏区域。最后扫描咬合关系时，嘱患者咬住后牙，扫描头推开颊侧软组织进行咬合关系的扫描记录（图 3-3-15）。

扫描完成后，医师可检查模型是否完整，包括预备体肩台、预备体近远中轴面、邻牙近远中面等。有不完整的部位可以直接进行补扫。扫描完成后，一般系统配备有后台处理功能，可对扫描后的数据进行优化（图 3-3-16）。

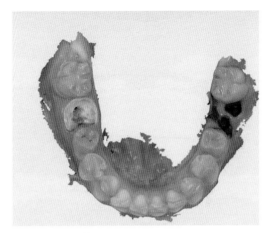

图 3-3-14　口扫对颌

3. 数字化瓷嵌体的设计与制作

口腔扫描仪器采集到的各项数据，即刻可导入软件，进行修复体的设计。在设计完成后，按照设计的形状就可以进行修复体切削制作。若购入了相关切削、烧结仪器，制作瓷嵌体的步骤可以在椅旁完成，患者当天就可以戴上修复体，不需要再次复诊。若暂时没有相关仪器。也可以将采集到的信息数据传送至加工厂，由技师继续进行设计与制作。

与传统印模后的制作相比，数字化设计与制作的修复体精密性更高，不担心模型形变；可以更快、更好地恢复咬合关系；可以缩短流程时间，甚至整个过程均可在牙椅旁直接完成。

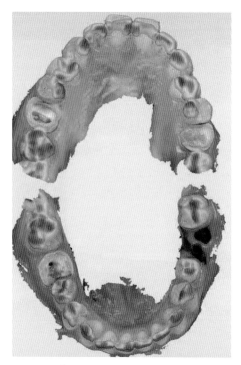

图 3-3-15 扫描咬合关系

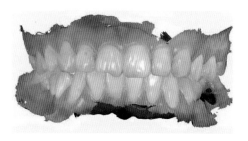

图 3-3-16 检查完善

第七节　临时嵌体

临时嵌体主要的作用：用于牙体印模结束后到正式修复体粘接之前，缺损牙体的一个过渡性修复体。具有保护剩余牙体组织，保护活髓，维持空间间隙的功能。同时，暂时恢复一定程度的美观与咬合功能。若采用椅旁直接制作正式修复体，则不需要使用临时嵌体。

常见的临时嵌体可以使用嵌体泥或暂封等。良好的临时嵌体需具备以下特征：容易取放，取出时尽量能整块取出，去除该材料后不会破坏原有洞型。

医师应叮嘱患者佩戴临时嵌体期间勿咬硬物或黏性食物。若临时嵌体脱落可及时到医院处理。患者需保护好预备牙体，维护口腔卫生，按时复诊。

第四章

瓷嵌体的试戴与粘接

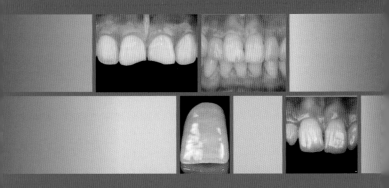

第一节　瓷嵌体的试戴

　　待瓷嵌体切削制作完成之后，医师可进行试戴。试戴前先检查瓷嵌体组织面有无附着物、异物，在模型上是否密合。瓷嵌体一般体积较小，试戴时不容易操作，应注意避免患者误吞误吸。试戴瓷嵌体步骤如下所述。

1　去除窝洞内暂时嵌体或其他暂封材料，彻底清洗窝洞并吹干。

2　瓷嵌体沿就位道就位，操作过程尽量轻柔精准，不可大力按压，瓷材料有脆性，用力过大易引起瓷嵌体或剩余牙体组织的折裂。若瓷嵌体体积过小不易操作，医师可借助粘蜡、粘棒等辅助工具。

3　瓷嵌体顺利就位后，观察修复体边缘是否密合、有无缺损、触之有无翘动、与邻牙的邻接关系是否恢复良好，用咬合纸检查咬合并进行分析。

4 调𬌗，记录戴入瓷嵌体前牙列的咬合印记，根据戴入瓷嵌体后咬合纸的印迹和患者主观感受判断咬合关系恢复的是否合适，需要时可进行调𬌗。

以上步骤均完成后用镜子让患者查看口内修复体戴上后的颜色是否统一协调，外观是否达到其心理预期，是否还有需要调改的方面。同时，正式粘接剂的色号都有对应的试色粘接剂。瓷嵌体的粘接若需要，可以在此时进行试色，医师与患者一起选出正式粘接所需的粘接剂色号。

第二节 临床常见的瓷嵌体粘接系统

陶瓷材料的发展进步固然重要，陶瓷材料在口腔修复中的应用同样也离不开粘接剂的开发与更新换代。这大大增加了修复医师在临床工作中的选择空间。良好的粘接剂现如今不仅拥有优良的固位力，有助于修复体与牙体组织之间的紧密封闭。颜色的匹配度也越来越接近真实牙体。此外，由于粘接强度的增高，对剩余牙体组织的保留也有助益，医师不需要刻意去磨除更多的牙体或制作很多机械辅助固位形。

粘接剂的系统种类很多，对于不同材质的瓷嵌体，常用到的粘接体系有玻璃离子水门汀粘接系统和复合树脂水门汀粘接系统。

1. 玻璃离子水门汀粘接系统

早在 1972 年，Wilson 和 Kent 就将玻璃离子水门汀粘接系统引入到了口腔科。现如今在口腔临床操作中，此种材料的应用非常广泛。常用的主要有粉液剂型和双糊剂型，其原理均为酸碱反应，当粘接材料混合发生反应时，成分中的有机酸侵蚀玻璃微粉，释放出钙离子等，这些离子进入水门汀发生配位络合，产生交联的网状结构，牢固地附着于牙齿结构，由糊状逐渐变为凝胶而固化。粘接类似于夹心形式，即两种被粘材料的界面与水门汀组合反应。

玻璃离子水门汀作为粘接剂对牙髓刺激性小，边缘封闭性较好，粘接力较好，同时可释放出氟。但此种粘接剂颜色不佳、美观度一般，不易打磨抛光，对于全瓷修复体，粘接力度不如复合树脂水门汀粘接系统。

2. 复合树脂水门汀粘接系统

在瓷嵌体的粘接中，复合树脂水门汀粘接系统往往粘接力度更好。从粘接原理来看，树脂基质本身的化学结构有一定黏性，加上树脂突具有机械微嵌合作用；此外，其还有物理吸附性，可采用酸蚀等表面处理方法。这均有利于粘接强度的增加与稳定。对于全瓷类的嵌体，临床医师大多选此类粘接剂进行粘接。因此，本书将围绕这一粘接系统阐述瓷嵌体粘接的流程。

第三节 瓷嵌体粘接流程

1. 处理瓷嵌体

（1）氢氟酸处理瓷嵌体。经典文献和教科书中一般建议采用 5% 氢氟酸处理 20~60 秒，根据修复体材质不同所需时间不同，具体的酸蚀效果与被处理陶瓷的种类、氢氟酸的浓度均有关系。粘接剂的产品使用说明书中往往也给出了相应的数据建议，可认真研读说明书内容后再行使用。

医护在进行氢氟酸酸蚀处理时，需要注意自身防护，佩戴适当的个人防护装备，不要让氢氟酸飞溅到自己或患者皮肤黏膜上。瓷嵌体组织面要酸蚀完全，不能遗漏组织面任何一个部分，尤其是边缘位置，否则粘接后易形成微渗漏。氢氟酸处理完成后需要彻底清除。由于氢氟酸为强酸，需要采用配套的中和剂进行中和，然后小心用流水冲刷，再用水蒸气冲洗。

（2）清洗瓷嵌体。这一步骤可以置于超声震荡机中荡洗。条件许可情况下，建议采用"双水浴法"进行超声振荡清洗。氢氟酸处理后的瓷嵌体需彻底清洗。清理干净后吹干待用。

（3）硅烷化处理。这一步骤可以提高玻璃陶瓷粘接性能。为将两种材料的特性不相容的材质玻璃陶瓷和树脂紧密粘接，可选择硅烷偶联剂这一性质位于两者之间的第三方材料来达到结合。将硅烷偶联剂涂布于瓷嵌体组织面，约60秒。再用无水无油的干燥气枪吹干备用。

2. 处理患牙

（1）常规排龈，上橡皮障。清洗牙体，制备好的窝洞牙面均匀涂布37%的磷酸。一般建议，牙本质酸蚀为10~15秒，牙釉质酸蚀15~30秒。冲洗时注意可以使用强吸快速吸走酸蚀剂。冲洗干净后，无水无油的干燥气枪轻吹窝洞。

（2）在牙体窝洞均匀薄涂底漆，约15秒，气枪轻吹，不照光。

3. 正式粘接

在瓷嵌体组织面及牙体窝洞内均匀涂布正式粘接剂，在粘接棒的辅助下将瓷嵌体就位。光固化灯先光照2~3秒，马上用探针将多余粘接剂尽量清除，再使用光固化灯对瓷嵌体进行彻底光照固化大约30秒，这样瓷嵌体粘接步骤就完成了。最后检查咬合，清理基牙，抛光。

第四节 影响粘接效果的因素

若粘接不良，瓷嵌体可能会发生脱落。医师需分析粘接效果不佳的原因，主要影响粘接效果的因素如下所述。

（1）粘接剂的选择问题。粘接强度不足，可以更换粘接剂。

（2）酸蚀时间过短或者过长。氢氟酸的处理时间过短，未能有效提高内表面的粗糙度，微孔状结构不佳。而过长时间的酸蚀也会降低陶瓷表面的粗糙程度，还会导致陶瓷材料强度的下降，因此在氢氟酸处理的过程中医师需要准确控制时间。

（3）酸蚀剂冲洗、清洁不到位可导致粘接效果不佳。

（4）操作过程中，粘接边缘隔湿不佳，使用过程中造成边缘微渗漏。

（5）光固化时间不足，降低了粘接效果。

（6）酸蚀剂或粘接剂操作过程中涂布不到位，组织面或牙体有遗漏。

第五章

瓷嵌体修复后可能并发的相关问题与处理

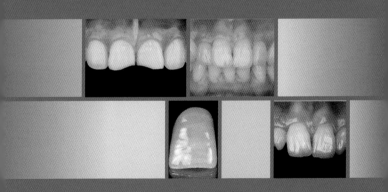

第一节 瓷嵌体修复成功的评估标准

瓷嵌体修复后怎样才能称得上是修复成功了呢，需要达到以下几个方面的要求。

1 牙体预备合规范，无薄壁弱尖，瓷嵌体有安全厚度，剩余牙体组织也有安全宽度。

2 有效恢复缺损牙体的形态与咬合，兼顾美观与功能。

3 粘接操作规范，边缘密闭好，减少发生微渗漏、继发龋的可能。

4 有良好的抗力形与固位形，远期效果稳定。

5 粘接后无疼痛、肿胀等不适情况产生，患者能顺利正常使用该牙。

第二节　瓷嵌体脱落

瓷嵌体在正式粘接后短时间内或使用一段时间后发生位置移动，甚至直接松动、脱落，均是瓷嵌体修复失败的主要表现之一。医师需分析原因再行处理。其常见原因如下所述。

1. 粘接问题

进行瓷嵌体粘接时，粘接剂选用不合适；酸蚀处理、硅烷化处理不当或者有遗漏；粘接时口内隔湿处理不到位；光固化时间不足等。处理方法为去除瓷嵌体与牙体上残留粘接剂，按粘接标准步骤重新进行粘接。

2. 牙体预备问题

牙体预备深度过浅；外展度预备过大；牙体固位力不足的情况下未涉及辅助固位形；修复体边缘在咬合接触区等。处理方法为去除牙体上残留粘接剂，按预备标准重新进行牙体预备，或添加辅助固位形，印模后制作新瓷嵌体。

瓷嵌体在佩戴使用过程中若出现折断破损现象，原因也是多方面的，需分析后改进。

（1）瓷嵌体厚度不足，或牙体预备时出现短斜面等，抗力不足。处理方法为拆除破损瓷嵌体，重新进行牙体预备，瓷嵌体不预备短斜面，保证足够的咬合空间，让制作好的瓷嵌体有安全厚度。

（2）所使用的陶瓷材料本身强度不够。处理方法为更换材料重新制备瓷嵌体。

（3）患者咬合力过大，或是有严重夜磨牙等情况。处理方法为拆除破损瓷嵌体，重新制作新瓷嵌体。同时可让患者夜间使用磨牙垫，保护瓷嵌体及其他牙。也嘱患者勿咬过硬、过黏的食物。

瓷嵌体粘接使用后患者可能会发生牙体的疼痛，医师需分析疼痛的类别和产生的原因，才能对症进行处理。主要的疼痛类别如下所述。

1. 咬合痛

瓷嵌体尤其是瓷高嵌体恢复了患牙的咬合功能，但若有咬合高点会导致咬合创伤。在瓷嵌体粘接后出现咬合痛，首先考虑咬合创伤，医师需要对修复体进行咬合检查判断是否需要调𬌗。调𬌗后咬合痛这一症状大多会自行消失。但如果已消除咬合高点，长时间后患者仍有咬合痛，医师可以对患牙进行 X 线片检查，结合临床检查判断患牙是否有其他并发症，或是根管治疗后根尖炎症未能有效控制，再针对病因做相关牙髓、牙周治疗或是拔牙。

2. 过敏性疼痛

（1）活髓牙牙体预备时磨除量过大，未采取安抚或保护措施，牙髓充血处于激惹状态。偶有过敏性不适，若仅有过敏性疼痛，还未累及牙髓产生自发性疼痛。可以采取密切观察一段时间的方法，期间避免再次刺激牙髓，并维护好牙周健康。

值得注意的是，若长时间这种疼痛没有自行消失，而是持续疼痛甚至更加严重，说明牙髓受激惹严重，或可发展为牙髓炎，必要时医师可取下瓷嵌体进行保护牙髓安抚处理。若已发生牙髓炎，则需行相关牙髓治疗。

（2）若为活髓牙，在消毒、酸蚀、粘接过程中药物的刺激也可能会引发患者短时的过敏性疼痛，这种疼痛一般会在短时间之内自行消失。

3. 自发性疼痛

之前提到的活髓牙牙体预备时磨除量过大，牙髓受到刺激；或是活髓牙体预备后未采取安抚或保护措施。

若进展为牙髓炎则出现自发性疼痛，此时需拆除瓷嵌体后行根管治疗后再修复。

若粘接时边缘封闭不佳，可能会产生微渗漏、继发龋等。若进展为牙髓炎，症状为出现自发性疼痛，需拆除瓷嵌体后行牙髓治疗。

修复前的牙髓治疗未到位，或是根尖周炎症未被完全消除，需进一步拍片确定疼痛原因。若需相关牙髓治疗则先拆除瓷嵌体。

咬合创伤若未能及时处理，长期的咬合创伤也可能会引发牙髓炎症。此时，仅调𬌗可能已无法解决疼痛问题，需拆除修复体后行相关牙髓治疗。

第五节　瓷嵌体的拆除与再修复

因为在粘接瓷嵌体的时候医师都想尽办法增强粘接力，使用最优良粘接剂，且瓷嵌体还有髓腔固位，与环抱固位的全瓷冠相比，拆除更为困难。通常需要使用磨除和撬松相结合的方法进行拆除。医师可以使用车针在修复体边缘处磨除一部分，再尝试撬松或用去冠器取下，注意不要磨除过多健康的牙体组织以免造成剩余牙体组织折裂。若拆除瓷嵌体仍有困难，也可考虑将口内瓷嵌体分段切割开，逐块取出。此外，超声波震荡也有助于震松修复体，将仪器的工作尖放在瓷嵌体的不同部位，将其震松，再用去冠器取下。

拟再修复前需要对基牙重新进行评估和设计。完善前期治疗后按标准瓷嵌体预备的要求进行牙体的修整。重新印模，制取新的瓷嵌体。

　　由此可见，若瓷嵌体修复后出现问题，多数需要拆除后治疗，甚至可能因为并发症需要拔牙。因此，医师需要掌握修复的适应证。修复前的检查与处理尤为重要。患者的主观感受也要无任何不适后才能正式粘接修复体。